HISTOIRE

DE

QUELQUES AFFECTIONS

DE LA COLONNE VERTÉBRALE

ET DU PROLONGEMENT RACHIDIEN DE L'ENCÉPHALE.

PAR ALEXANDRE DEMUSSY,

NÉ A JANINA, EN ÉPIRE.

Les fractures et les luxations des vertèbres, comme les fractures du crâne, intéressent moins sous le rapport de la solution de continuité des os, que sous celui des lésions plus ou moins graves que la moëlle de l'épine et le cerveau peuvent avoir éprouvées.

RICHERAND, *Nosog. Chirurg.*, t. 2, p. 238.

A PARIS,

Chez D'HAUTEL, libraire, rue de la Harpe, n° 80, près le collége de Justice.

1812.

DE L'IMPRIMERIE DE L. HAUSSMANN,
rue de la Harpe, N°. 80.

A

MONSIEUR STÉRIO TRANTAPHIL,

Pour la grande amitié qui nous lie.

A. DEMUSSY.

HISTOIRE

DE

QUELQUES AFFECTIONS

DE LA COLONNE VERTÉBRALE

ET DU PROLONGEMENT RACHIDIEN DE L'ENCÉPHALE.

CONSIDÉRATIONS GÉNÉRALES.

Plan de cet ouvrage.

Les maladies sur lesquelles j'entreprends d'écrire sont nombreuses, et méritent de fixer l'attention du médecin, en raison de leur gravité. Aussi ce sujet semble-t-il déjà épuisé par les savans auteurs qui s'en sont occupés; mais comme j'ai été dans le cas d'observer fréquemment des affections du Rachis, et que j'ai fait nombre de recherches à cet égard, j'ai pensé que je pouvois offrir quelques considérations qui me sont propres, et propager la connoissance de quelques autres, encore peu généralement répandues. J'ai cru au moins qu'il me seroit possible de donner, en peu de mots, un aperçu de ce que l'on a écrit de meilleur à ce sujet, et des opinions les plus probables. J'ai espéré, en essayant de traiter cette matière, y répandre un nouvel intérêt.

Un des anciens médecins français, qui jouit de la plus haute réputation, J. Fernel, vouloit qu'on commençât l'étude de l'anatomie par celle de la colonne vertébrale, *omnium ossium origo*, comme il le disoit. MM. les Professeurs Chaussier et Duméril suivent la même marche; et en effet, c'est à cette partie du tronc que se rattachent tous les principaux organes de l'économie, avec lesquels elle a des rapports plus ou moins étendus. Il est aisé, d'après cela seul, de sentir combien doit être grande l'influence de ses affections, non-seulement à cause de la lésion de ses fonctions spéciales, mais aussi en raison de l'empire qu'elle exerce sur les autres. La pyramide osseuse, en effet, qui résulte de l'assemblage de toutes les vertèbres, forme un canal, dans lequel est logé un prolongement de l'encéphale, qui ne peut guère rester intact, si son enveloppe est altérée; elle soutient les côtes, et entre dans la composition de la cavité pectorale (1) : elle supporte plusieurs organes essentiels à la circulation et aux autres fonctions les plus nécessaires à la vie, etc. Ce simple aperçu doit faire sentir le nombre et l'importance de ces maladies, et la nécessité dans laquelle est le médecin de savoir parfaitement en établir le diagnostic, pour ne pas les confondre avec les altérations d'organes voisins (2) ; de prévoir qu'elle en sera l'issue, afin de la prévenir, s'il est possible, et pour ne pas s'étonner des accidens qui peuvent survenir, etc.

Au reste, les maladies des vertèbres, comme celles du crâne, intéressent moins sous le rapport de l'affection des os, que sous celui des lésions plus au moins graves que la moëlle de l'épine ou le cerveau peuvent avoir éprouvées. Le premier genre d'affection, comme le pense M. le professeur Richerand (3), n'est, pour ainsi dire, qu'un accident de la maladie ; la commotion du cerveau ou de la moëlle de l'épine, et leur compression par une cause

(1) Levacher, *Mém. de l'Acad. de chirurg.*, *t. IV*, *p.* 596, *in-4°*.

(2) *Voyez* ci-après *Obs. de Fleury*.

(3) *Nos. Chir.*, *tom.* 2, *pag.* 238, 2e édit.

quelconque, en sont les symptômes les plus essentiels, commes les plus graves.

On ne peut donc pas traiter isolément des affections des vertèbres et de celles du prolongement rachidien; ces organes se rattachent par trop de points de contact; je suivrai en conséquence la marche du Professeur que je viens de citer, et je parlerai successivement, et dans autant de paragraphes séparés,

1°. Des Fractures des vertèbres.

2°. Des simples Commotions de la moëlle, de l'Entorse du Rachis, et des Luxations des vertèbres par cause externe.

3°. De leur Ankylose.

4°. De leur Carie et de la gibbosité qui en est la suite.

5°. De leurs Exostoses.

6°. Du *Spina bifida* ou Hydrorachitis.

J'ai rapporté plusieurs histoires particulières de chacune des maladies dont j'ai eu à parler. *Morborum enim historiæ utilitas ad praxim*, a dit Sydenham, *omnem æstimationem excedit;* j'ai choisi, autant que possible, des exemples différens les uns des autres, sous quelques points de vue importans, afin que l'on pût connoître les diverses variétés d'une même affection. J'ai, en cela, suivi les préceptes du chancelier Bacon (1), qui veut qu'une exacte observation des faits, et une induction juste et raisonnée donnent la vraie méthode d'entendre et d'interprêter la nature. Il faut, de la comparaison de ces faits, tirer les conséquences qui doivent en découler; car ce n'est pas assez, trouve Zimmerman (2), de considérer exactement les objets et les faits indviduels, il faut encore avoir l'art d'en déduire des notions générales et conformes à la nature des choses. C'est en ne voyant effectivement dans les faits que les faits eux-mêmes et leurs relations évidentes, qu'on étouffe dans leur germe beaucoup d'erreurs qui ne sont dues qu'à des habitudes toutes contraires (3).

(1) Bacon, *Novum org. Scient.*

(2) *Traité de l'Expér.*

(3) Cabanis, *Degré de certit. de la Méd.*

ARTICLE PREMIER.

Fractures des Vertèbres.

§. Ier.

OBSERVATIONS PARTICULIERES.

1°. *Fracture d'une apophyse épineuse et d'une lame vertébrale, suivie de la mort.*

Joseph Feugré, ancien militaire, demeurant à Louviers, d'un tempérament robuste et vigoureux, atteint d'un écoulement blennorrhagique par l'urètre, et dans un accès de goutte, se laissa tomber sur la terre battue, de la hauteur d'environ 15 pieds, le 25 octobre 1808, à dix heures du soir. La partie supérieure de la région dorsale du rachis supporta tout l'effort, et cet homme resta sans connoissance, et toujours sur la terre, jusqu'au lendemain matin à 7 heures, où on le ramassa et où il reprit sa raison. Il se plaignit alors de douleurs dans les bras, et se trouva dans l'impossibilité de faire mouvoir les membres abdominaux, entièrement privés de sensibilité, de même que le ventre et le dos, à commencer de la sixième vertèbre dorsale. La vessie et le rectum étoient paralysés.

Le 30 octobre, cinq jours après l'accident, cet homme est conduit à l'hospice de la Magdeleine, à Rouen, dans l'état que je viens de décrire, ayant cependant le pouls très-naturel, la respiration facile et comme dans l'état de santé, l'appétit très-bon, et dormant trois ou quatre heures chaque nuit. Il n'éprouve de douleurs que lorsqu'il veut remuer les bras, surtout le gauche. Dès le lendemain on lui applique six ventouses scarifiées le long du rachis; on lui fait sur les cuisses des frictions avec le liniment volatil. Dès le lendemain aussi, un commencement de rougeur au sacrum annonce une de ces escarres gangréneuses si funestes en pareil cas.

Comme depuis le commencement de sa chûte, ce malade n'a pas eu d'évacuations alvines, on lui administre le 1er. novembre un purgatif drastique, qui produit beaucoup d'effet, et dès le soir des contractions involontaires se manifestent dans les membres abdominaux. On continue les frictions, en ajoutant au liniment de la teinture alkoolique de cantharides; cependant la paralysie de la vessie existe dans toute son étendue ; en appuyant la main sur la région hypogastrique, on fait refluer l'urine par la verge.

Le 2 au matin, les mouvemens involontaires continuent, mais trois *moxas*, rapprochés de manière à ne former qu'une seule escarre, ne causent aucun sentiment douloureux au malade, quoiqu'on les ait mis au niveau de la troisième vertèbre dorsale. Le soir, ce n'est plus qu'en agissant sur le chorion, organe de nature fibreuse, et seulement en le tiraillant, que l'on vient à bout d'exciter des mouvemens dans les jambes. La sensibilité augmente dans les membres thoraciques, les plus vives douleurs se font sentir aux poignets, comme si la vie qui abandonne les membres abdominaux se portoit en excès d'un autre côté.

Le 3, on a quelque espoir; les douleurs des poignets sont diminuées; il y a un léger fourmillement dans les pieds et dans les cuisses; Feugré dit y ressentir une augmentation de chaleur et de la douleur à l'endroit qu'ont occupé les *moxas*. Mais une large escarre s'est emparée du sacrum.

Le 7, on cesse les frictions qui fatiguent le malade. On est contraint de donner de nouveau un drastique; et le soir on reconnoît que la respiration s'embarrasse, et ne se fait plus que par le diaphragme et par les muscles intercostaux supérieurs.

Les jours suivans, le pouls devient fréquent, la respiration de plus en plus gênée, l'expectoration impossible, la face pâle, altérée; enfin les bras sont paralysés, et le malade meurt le 9 à minuit.

Son cadavre présenta une grande flexibilité dans les membres; une très-petite portion de la troisième apophyse épineuse dorsale seulement étoit détachée; une fêlure se remarquoit dans les lames de la quatrième, mais un épanchement de sang très-considérable emplissoit le canal, la dure-mère étoit rouge et macérée, et les veines des membranes de la moëlle, fort dilatées.

Dans cet exemple, on voit que les accidens, d'abord dûs à la commotion de la moëlle, ont été évidemment agravés par les progrès successifs de l'épanchement sanguin. Il est notable aussi qu'il y a eu des alternatives de mieux et de mal.

2°. *Fracture du corps de deux vertèbres, suivie de la mort.*

N. Dumont, âgé de 54 ans, maçon, travailloit à renverser un mur assez élevé, le 9 octobre 1809, et avoit creusé une tranchée, pour le sapper dans ses fondemens. Celle-ci n'étoit pas encore achevée, que le mur s'écroula sur le malheureux ouvrier, qui fut enseveli sous les décombres. Ses camarades l'en ayant dégagé, l'apportèrent aussitôt à l'hospice de Rouen; les secousses qu'il ressentit le long de la route, quoiqu'il fût placé sur un brancard, lui arrachèrent des cris aigus; il éprouvoit des douleurs violentes par tout le corps, principalement aux lombes. On lui reconnut, au premier abord, une fracture compliquée des deux os de la jambe gauche; le pouls étoit foible et fréquent; l'abattement, extrême; la soif, ardente; nul effort de la part des muscles ne s'opposa à la réduction de la fracture. Il y avoit en effet paralysie du sentiment et du mouvement dans les membres abdominaux, ce qui annonçoit une lésion de la moëlle de l'épine, ou de son enveloppe osseuse. Mais la difficulté des recherches à faire sur un malade aussi maltraité et leur inutilité, en supposant même qu'elles pussent réussir, empêchèrent de s'en assurer plus positivement.

Le lendemain cependant, cette paralysie avoit disparu; mais la fièvre s'étoit emparée du malade, qui offroit un pouls plein, fort et fréquent; une saignée fut pratiquée pour obvier à ces accidens inflammatoires. Il restoit néanmoins encore après une grande douleur lombaire; les urines ne couloient pas; la respiration étoit devenue très-gênée. Le malade, qui étoit à la diète depuis son entrée, prit de la tisane de fleurs d'arnica.

Le deuxième jour, même état, seulement gêne plus grande de la respiration et foiblesse du pouls. La tête ne peut rester dans sa rectitude sur le Rachis, elle se dévie de côté; la jambe fracturée est sans gonflement; il y a le soir, abattement extrême; mais le malade est soulagé par la sortie de deux pintes d'urine, à l'aide de la sonde, introduite dans la vessie.

Le troisième jour, le pouls est un peu relevé, l'urine s'échappe *par regorgement*, et la vessie se remplit avec une promptitude étonnante, puisque toutes les sept heures on en retire plus d'une pinte de ce liquide. Le soir du même jour, se manifeste un symptôme, que j'ai remarqué plusieurs fois dans les affections du prolongement rachidien, c'est une teinte jaune très-foncée de la peau.

Le cinquième jour, la respiration est un peu moins gênée; on pose, à demeure, dans la vessie, une algalie de gomme élastique, et le lendemain, pour la première fois, Dumont a une selle, mais elle est involontaire.

Le septième jour, il n'y a encore aucune trace de suppuration dans la plaie de la jambe fracturée des douleurs atroces se font ressentir dans les lombes au moindre mouvement que l'on fait éprouver au malade. Une chose remarquable, c'est que depuis quelques jours il a un appétit dévorant, qui le force à manger, même pendant la nuit.

Le dixième jour seulement, la suppuration paroît à la jambe, mais sans être accompagnée d'aucun gonflement. La respiration est libre, il y a toujours appétit; et toujours paralysie de la vessie et du rectum. Les membres inférieurs cessent de se mouvoir, mais leur sensibilité est accrue, et manifeste sa présence par des douleurs dans les cuisses. Il y a des selles involontaires et une escarre au sacrum.

Les jours suivans, le pouls devient fort et fréquent; la bouche, sèche; les yeux sont larmoyans; les douleurs des cuisses, atroces; l'appétit se perd; la respiration s'embarrasse; la sensibilité disparoît dans les membres abdominaux, comme l'a déjà fait la motilité; la suppuration de la jambe se tarit et elle ne se reproduit pas, alors même que le dix-huitième jour le sentiment vient à renaître dans les parties paralysées.

Mais bientôt, malgré les soins les plus assidus, cet infortuné, sans cesse souillé par ses excrémens, offre une escarre générale sur presque toute la face postérieure du tronc, tandis que la plaie de la jambe, quoique pâle et sans vie, est presque cicatrisée, et la paralysie complète revient. Elle est suivie de la mort, après laquelle on trouve un étranglement de la moëlle vers la réunion de la dernière vertèbre dorsale, avec la première lombaire, qui étoient toutes deux fracturées dans leurs lames et dans leur corps.

Je remarquerai que, quoique la jambe fracturée fût endommagée au point d'indiquer, pour ainsi dire, l'amputation sur-le-champ, à cause du désordre produit par l'issue des os à travers les parties molles, déchirées et contuses dans tous les sens, il ne se manifesta aucun signe d'inflammation. Devons-nous attribuer ce phénomène à la foiblesse de la partie? Quoique la paralysie ait disparu pendant un temps, les nerfs n'agissoient peut-être plus ici avec la même énergie qu'auparavant.

Il est encore notable que la vessie et le rectum ont été constamment privés de leur action, à la différence des muscles des cuisses et des jambes. Cela viendroit-il de ce que les nerfs ne se comportent pas de la même manière à l'égard de tous les organes (1)? C'est ainsi que dans une compression du cerveau, les organes ne sont pas privés du sentiment et du mouvement tous à-la-fois, mais successivement, et dans un ordre constant; en sorte que telle ou telle partie, plus influencée que telle autre, est par cela même plus malade (2).

3°. *Fracture de plusieurs apophyses épineuses, et Entorse vertébrale, suivie de la mort* (3).

Un jeune homme fort et vigoureux, en travaillant au Louvre, fait une chûte de la hauteur de quarante pieds, et offre une fracture de la clavicule droite, une solution de conti-

---

(1) De même que chaque système a son mode de sensibilité animale propre dans l'état naturel, il l'a aussi dans l'état morbifique. (Bichat, *Anatomie Générale*, *tom.* 1er., *pag.* 164).

(2) Je dois cette observation et la précédente à monsieur Cloquet, Prosecteur de la Faculté de Médecine de Paris.

(3) Observation recueillie à l'hôpital de la Charité de Paris, dans le mois de mars 1810.

nuité du sternum, dont le fragment supérieur a passé sous l'inférieur, et une paraplégie qui s'étend jusqu'à l'ombilic. La vessie et le rectum sont paralysés; mais un phénomène assez remarquable se présente, c'est une érection continuelle de la verge, qui éprouve des mouvemens très-prononcés, quand on appuie les mains à la face interne des cuisses.

Après avoir, pendant huit jours, éprouvé des symptômes analogues à ceux que j'ai notés précédemment, ce jeune homme meurt. On reconnoît une fracture des cinquième et sixième apophyses épineuses cervicales, et une séparartion de la septième vertèbre cervicale, d'avec la première dorsale, dont l'apophyse transverse est rompue, ainsi que sa lame du côté droit.

4°. *Fracture d'une apophyse tranverse cervicale par un coup de feu* (1).

Un marchand de chevaux reçut daus une dispute un coup de pistolet, chargé de deux balles. L'une traversa les tégumens, et l'autre péné-

(1) Duverney, *Malad. des os*, *t.* 1, *in*-12, 1751, *pag.* 240.

tra à la partie supérieure et latérale du col, du côté droit, un peu en devant. Il courut sur celui qui lui avoit lâché le coup, mais au bout de vingt à trente pas, il tomba et perdit connoissance. Alors se manifestèrent des mouvemens convulsifs aux membres supérieurs et à la poitrine. Il survint une paraplégie; il fut vingt-quatre heures dans cet état, que dissipèrent les saignées fréquentes du bras et du pied; mais la langue resta paralysée; il mourut le quatrième jour. Par l'examen que fit Duverney de son corps, en suivant la route de la balle, il parvint à la trouver, et il vit que l'apophyse transverse de la seconde vertèbre étoit entièrement fracturée et enfoncée, en sorte que la moëlle étoit comprimée, et que tous les gros nerfs, qui sortent du crâne de ce côté-là, étoient froissés. L'on ne tenta pas de faire l'incision à l'endroit de l'entrée de la balle, par rapport au gonflement énorme qui survint au col, et de crainte d'intéresser les gros vaisseaux qui sont situés en cet endroit.

5°. *Fracture de la troisième apophyse épineuse dorsale par contre-coup, guérie* (1).

Un faiseur de peignes, âgé de cinquante-cinq ans, travaillant avec le *plane*, étant courbé et enjambé sur son chevalet, fit un effort pour enlever un gros copeau, qui cassa tout-à-coup. Le poids des extrémités supérieures et de la tête, multiplié par l'effort, fit donner le sternum à plomb sur le sommet du chevalet. Les extrémités inférieures, fixées à terre, résistèrent et firent l'office d'un contre-poids; l'épine plia considérablement; le ligament, entre les troisième et quatrième vertèbres dorsales, rompit. Il ressentit une vive douleur en ce lieu; elle se calma par le repos du lit; un mois après, l'apophyse épineuse de la troisième vertèbre dorsale dérangée avoit soulevé la peau, qui étoit rouge. Aurran l'abaissa par la compression locale et par le renversement gradué du dos, à l'aide d'une pelotte saillante, d'une bande circulaire, d'un oreiller placé sous le tronc. Au bout de cinquante jours la réunion s'étoit opérée, et le malade fut guéri.

---

(1) Aurran, *Observ. sur les contre-coups*, (Journal de Méd., tom. 36, 1771, p. 519).

§. II.

Des Fractures des Vertèbres en général.

Ces fractures étant presque toujours compliquées de lésions nerveuses, et par suite d'accidens très-graves, comme la paralysie des membres abdominaux et thoraciques, des organes respiratoires et digestifs, dont la mort est la conséquence certaine, ne devroient pas, suivant la remarque de M. le Professeur Richerand (1), être du domaine des auteurs qui ont traité *ex professo* des maladies des os.

Si le danger qui accompagne le brisement de ces os est très-grand, il est compensé d'un autre côté par la rareté des cas où ils se trouvent attaqués. En effet, ils sont courts, et par-là ils offrent une plus grande résistance aux chocs; ils présentent une suite si nombreuse d'articulations, qui se transmettent le mouvement reçu de l'une à l'autre, que ce mouvement se perd en les parcourant successivement. En outre, dans tous les sens, les vertèbres sont recouvertes et défendues par un grand nombre de parties molles; en avant, par les cavités thoracique

(1) Richerand, *Nos. Chir.*, tom. II, pag. 238.

et abdominale, ainsi que par les organes de la voix et de la déglutition; en arrière, par les muscles dorsaux; en haut par la tête, en bas par le bassin; sur les côtés par les côtes et par des muscles épais. D'ailleurs leur texture spongieuse sert encore à leur faire éviter ces fractures (1).

Les fractures des vertèbres peuvent arriver dans les chutes sur le dos faites d'un lieu élevé, dans les cas où un corps très-lourd vient tomber sur la même partie, daus ceux où une balle, lancée par la poudre à canon, frappe la colonne épinière. Nous avons rapporté un exemple de chacun de ces cas. Elles peuvent aussi être la suite de coups portés avec des instrumens piquans ou tranchans, comme des épées, des couteaux, etc. Le plus souvent elles sont directes, cependant elles peuvent avoir lieu quelquefois par contre-coup comme le prouve l'observation d'Aurran citée plus haut (2).

Ces fractures peuvent exister aux diverses régions de l'épine, mais communément c'est dans la région dorsale qu'on les rencontre. Elles n'occupent quelquefois qu'une seule ver-

---

(1) Duverney, l. c., tom. 1, pag. 239.

(2) *Voyez* Obs. cinquième.

tèbre, et, dans d'autres cas, elles s'étendent à plusieurs; souvent l'apophyse épineuse seule a souffert, surtout dans la région lombaire, car au dos l'obliquité des avances osseuses en rend la solution de continuité plus difficile (1); rarement c'est l'apophyse tranverse qui est séparée (2).

Elles sont constamment accompagnées, 1°. de la commotion du prolongement rachidien, qui peut en outre; 2°. avoir été contus par le corps fracturant lui-même; 3°. être comprimé par un épanchement sanguin, résultat de la rupture des vaisseaux qui se distribuent dans le canal, par des portions enfoncées des parois de ce même canal, ou par l'écoulement des sucs qui s'échappent abondamment du corps spongieux des vertèbres; 4°. être irrité par des esquilles, dont les pointes sont plongées dans sa substance. Le danger naît de ces complications, suite presque nécessaire du mode de fracture de ces os qui sont, pour ainsi dire, écrasés et moulus.

Les signes de ces fractures se tirent de la circonstance antécédente d'un coup ou d'une

---

(1) Duveney, l. c.

(2) Voyez *Suprà*, Obs. 4.

chute sur le Rachis, et de la douleur locale; en outre, l'apophyse épineuse est souvent plus saillante que dans l'état naturel; il y a quelquefois crépitation sensible; les parties, dont les nerfs naissent de la moëlle au-dessous du lieu fracturé, sont dans un état d'engourdissement ou de paralysie du mouvement, que n'accompagne pas toujours celle du sentiment; ainsi, quand les vertèbres lombaires sont le siège du mal, cette paralysie ne comprend que les membres inférieurs, la vessie et le rectum; quand ce sont les vertèbres cervicales inférieures, elle gagne les parois pectorales et abdominales; enfin, quand la lésion s'est opérée aux vertèbres supérieures, les bras, le diaphragme sont privés de la vie, et le malade meurt subitement par le défaut de respiration, par une véritable asphyxie.

M. le professeur Dupuytren (1) a eu occasion de remarquer de ces paralysies qui faisoient des progrès successifs de bas en haut. Notre première observation en fournit aussi la preuve; voilà pourquoi, dans ces maladies, la mort arrive bien plus promptement qu'on ne le croiroit au premier coup-d'œil. En effet, une fois que

(1) Biblioth. méd., tom. 8, pag. 96.

l'affection est parvenue à l'origine des nerfs phréniques, le malade doit succomber, parce que les mouvemens du diaphragme sont anéantis sur-le-champ. Il me semble que ce phénomène dépend absolument d'un épanchement quelconque dans le canal, lequel s'accroît avec le temps: on ne peut guère l'expliquer autrement.

J'ai vu, rarement à la vérité, cette paralysie exister seulement pour la motilité; la sensibilité étoit au contraire très-vive ; mais les malades n'en retiroient d'autre avantage que de périr dans des douleurs plus atroces. Quelquefois aussi j'ai vu jaunir la peau sensiblement.

Parce que la paralysie ne s'étend pas au-delà des cuisses et du bassin, il ne faut pas concevoir l'espérance de sauver les blessés Obligés de rester toujours couchés sur le dos, leur sacrum supporte une grande partie du poids du corps; cette pression constante jointe à la débilité, détermine la rougeur, le prurit, l'inflammation des tégumens; une escarre gangreneuse se forme et se détache; le sacrum paroît à découvert au fond de l'ulcère, qui s'étend au loin (1). Le mal s'augmente par la malpro-

(1) Richerand, l. c., p. 240

preté dans laquelle ils se trouvent, malgré tous les soins ; ils échappent d'ailleurs rarement à un catarrhe vésical, effet de l'introduction de l'air par l'orifice de la sonde, qu'on est obligé de placer à demeure ; une fièvre hectique, continue, lente, avec consomption des forces et émaciation, ne tarde pas à survenir, et conduit au tombeau, après un temps plus ou moins long, ces malades épuisés.

Le pronostic de ces affections ne peut qu'être très-fâcheux ; elles sont ordinairement mortelles ; les anciens conseilloient même *de ne se pas travailler à guérir le malade s'il advient qu'il se vuide involontairement, ou qu'il ne puisse uriner quand il le desire* (1). Cependant M. le Professeur Boyer (2) dit avoir vu un homme guérir d'une fracture des vertèbres après avoir éprouvé tous les symptômes affreux que nous venons d'énumérer ; il est vrai que cet individu a été obligé de se servir de béquilles. Camper (3) dit qu'il conserve

---

(1) Guy de Chauliac, *Grande Chirurg.*, trait. V, doct. 1, chap. 3.

Albucasis, *lib.* 4, *fænor. V, tr.* 3, *cap.* 8.

(2) *Leçons de clinique en mars* 18[illegible].

(3) Prix de l'Acad., tom. 5, pag. 8[illegible].

dans son cabinet les vertèbres lombaires d'un soldat, qui, dans une phrénésie, sauta du deuxième étage, par une fenêtre, à terre. Il fut, de ce moment, paralytique des membres inférieurs. Cet état dura jusqu'à ce que la guérison fut complète, c'est-à-dire l'espace d'un an; il mourut ensuite d'une fièvre putride, et l'on trouva chez lui une vertèbre consolidée, et qui avoit été fracturée par rupture, comme il arrive à la rotule. Il y a du reste beaucoup moins à craindre, si une apophyse épineuse seulement est atteinte.

Lorsque ce cas très-simple se présente, il faut réduire avec les doigts l'apophyse mobile et déplacée, mettre des tampons de charpie ou de vieux linge dans les gouttières vertébrales et maintenir le tout par un bandage de corps.

Dans les autres circonstances, toute tentative de réduction est inutile et même dangereuse par les tiraillemens qu'elle occasionne. On doit se borner aux moyens généraux, à l'emploi des saignées, multipliées selon l'âge et la force du malade, des cataplasmes sur l'endroit douloureux, des ventouses scarifiées, pour combattre et diminuer l'engorgement qui peut s'établir dans l'endroit affecté (1). Aussi n'aurons-nous pas beaucoup de peine à croire Hippocrate, quand il nous dit qu'il n'a jamais vu réussir le moyen employé de son temps, par des médecins, qu'il regarde comme des ignorans, qui vouloient briguer le suffrage de la multitude (2). Il consistoit à faire la réduction au moyen d'une échelle sur laquelle on fixoit le malade par le milieu du corps, pour l'enlever ensuite avec l'échelle, et les laisser retomber tous deux ensemble perpendiculairement.

C. Celse (3) recommande dans les cas de fracture des vertèbres, d'agir comme on le feroit à l'égard des os du crâne, c'est-à-dire, de faire des incisions pour ôter les esquilles, et pour donner issue à l'épanchement, s'il existe. Je ne sache pas que ce procédé ait été suivi pour les fractures de ces os non compliquées de plaies; et je pense qu'il ne pourroit l'être que dans les cas où il faut appliquer le précepte du même auteur, *melius anceps quàm nul-*

---

(1) Boyer, *Malad. des os*, rédigées par *Richerand*, tom. 1.

(2) Ιπποκρατης. Περι τῶν αρθρῶν.

(3) C. Celsus, *de re Medicâ*, *lib.* 8, *cap.* 1, §. 8.

lum (1). Ambroise Paré (2) donne le même conseil, sur-tout si les fragmens des os sont *entièrement séparés de leur périoste.*

Si les apophyses épineuses ont été fracturées par des balles de plomb dans les plaies d'armes a feu, Ledran (3) recommande de retirer les esquilles et de ne pas ménager pour cela les tendons, qui sont en si grand nombre dans cette partie. Quelques autres autorités sembleroient devoir aussi encourager à cette pratique. Celle de feu le Professeur Sabatier est ici du plus

---

(1) Cette manière d'agir ne doit nullement nous étonner chez les anciens, d'après ce que nous lisons sur les fractures de l'épine, dans un fragment de Soranus, d'Éphèse, conservé dans la collection de Nicette. Il admet une *impaction* (Εμπιεσμα) des vertèbres, comme des os du crâne, c'est-à-dire, la séparation d'un de ces os en plusieurs pièces avec l'enfoncement de celles-ci. Son commentateur Cocchi affirme, d'après ses dissections, la réalité de l'enfoncement des apophyses épineuses dans le canal vertébral. (*Græcorum Chirurgici libri, in-fol., Florent.*, 1754).

(2) Amb. Paré, *liv. XV*, *chap.* 13.

Poissonnier, *suite du Cours de Chir. d'Elie-Col-de-Villars*, tom. 5, part. 2, pag. 134.

(3) H. Ledran, *Traité des Pl. d'arm. à feu*, 1740, *pag* 90.

grand poids; il indique les débridemens comme essentiels, dans tous les cas où des corps étrangers sont logés dans le rachis, et il s'appuie d'exemples tirés de Bidloo, de Fabrice de Hilden et de sa propre pratique (1).

Quant à la paralysie qui complique le plus souvent ces maladies, elle exige qu'on débarrasse le rectum par des lavemens purgatifs, et qu'on place à demeure, dans la vessie, une sonde de gomme élastique. Lorsque l'abdomen présente des accidens nerveux, comme des vomissemens, le hoquet, etc. on donne les antispasmodiques à l'intérieur, et on fait à l'extérieur des embrocations huileuses et camphrées, appliquées à toute la surface du ventre. Les excoriations ulcéreuses de la peau, qui recouvre le sacrum, seront pansées avec des linges enduits de cérat, ou d'onguent styrax (2).

Si, par bonheur, la paralysie annonce se vouloir guérir, si le rectum et la vessie recouvrent la faculté d'agir, on doit favoriser cette terminaison en faisant, avec la teinture de canthari-

---

(1) Sabatier, *Méd. opér.*, 1re édit., tom 3, p. 372.

(2) Richerand, l. c., pag. 241.

des, des frictions sur le trajet des nerfs qui se rendent à l'organe affoibli: enfin lorsque l'individu peut se lever et marcher avec des béquilles, on peut, suivant le conseil des meilleurs praticiens l'envoyer aux eaux de Bourbonne ou de Barèges.

Dans les cas les plus fâcheux en apparence, on voit quelquefois survenir des hasards heureux sur lesquels on ne comptoit pas; aussi faut-il constamment employer tous ses moyens. Les secrets de la nature sont cachés, et quoiqu'elle agisse toujours, a dit Pascal (1), on ne découvre pas toujours par quels moyens; et celui qui ne connoît point ce qu'elle peut, ignorera toujours ce qu'il doit espérer de son art (2). C'est ici en effet le lieu de citer le cas le plus extraordinaire dont les auteurs fassent mention, et qui est rapporté par Thomas Bartholin (3), auquel l'avoit confié le grand Duc de Lunebourg. Il s'agit d'un soldat de Bruxelles, qui avoit eu deux vertèbres dorsales détruites par un boulet de canon; qui en étoit

(1) *Pensées.*

(2) Vicq-d'Azir, *Encyclop. méth.*

(3) Th. Bartholini, *Epis. méd.*, *in*-12, 1740, t. 3, pag. 268.

guéri, et qui se maintenoit dans sa rectitude à l'aide d'une machine en fer. Comment expliquer ce fait? Je regrette que nous manquions à son égard de renseignemens plus détaillés et plus positifs. Ces vertèbres en effet avoient-elles été enlevées par le boulet lui-même, ce qui n'est pas croyable, ou avoient-elles été rongées par une carie subséquente?

ARTICLE SECOND.

Commotions simples du Prolongement Rachidien, Entorse vertébrale, et Luxations des Vertèbres par cause externe.

§. Ier.

OBSERVATIONS PARTICULIERES.

1°. *Commotion mortelle* (1).

Un homme de quarante ans, étant tombé de son lit, donna à plomb de l'os sacrum sur le pavé; il fut tout de suite paralytique des extrémités inférieures, du rectum et de la vessie. Il eut le pouls dur et lent jusqu'au cinquième jour, qu'il lui survint un accès de fièvre, et il en eut trois jusqu'au huitième, qu'il mourut.

Aurran, qui rapporte ce fait, ne lui trouva

(1) Aurran, *Journ. de Méd.*, tom. 37, 1772, p. 264.

Tulpius, dans ses *Obser. Med.*, *lib.* 3, *cap.* 27, nous donne aussi l'histoire d'une commotion, suivie de la mort le troisième jour.

aucune lésion qui indiquât le cause de ces accidents; les veines, surtout les cutanées, étoient beaucoup plus pleines, et les artères plus vides qu'à l'ordinaire.

2°. *Commotion légère* (1).

Un gros homme, âgé de soixante-dix ans, étant tombé sur son derrière, le long d'un escalier, fut sur-le-champ paralytique des extrémités inférieures, et il cessa de pouvoir retenir ses excrémens et son urine. Deux saignées, des frictions avec l'esprit de vin camphré, huit jours de diète et quinze jours de repos, firent disparoître ces accidens.

3°. *Commotion avec suppuration de la moëlle épinière* (2).

Un homme de quarante ans, ayant reçu un coup violent sur les vertèbres des lombes, fut à l'instant paralytique des parties inférieures du corps. Il fut six mois en cet état, sans que les médicamens pussent y apporter quelque changement. Il est mort dans le marasme, avec

---

(1) Aurran, *ibid*, pag. 265.

(2) Aurran, *ibid.*

plusieurs ulcères gangréneux sur l'os sacrum, et les grands throchanters.

Le même auteur lui trouva les nerfs de la queue de cheval en suppuration, jusqu'au bout de la moëlle inclusivement.

4°. *Entorse du Rachis guérie par l'usage de l'Émétique* (1).

Germain Conti, sergent d'artillerie, âgé de quarante-cinq ans, étant à faire l'exercice du canon le 8 mai 1792, et se baissant avec vivacité, entendit un craquement dans les vertèbres lombaires, où il éprouva sur-le-champ une forte douleur. Il se releva avec beaucoup de peine, se fit reconduire chez lui, et s'appliqua sur les lombes, un mélange d'eau-de-vie, d'eau de savon et de sel marin. Ce topique ne calma point les douleurs; elles augmentèrent, au contraire, pendant deux jours, et déterminèrent enfin ce militaire à se faire transporter à l'Hôtel-Dieu.

On appliqua d'abord sur la partie douloureuse un cataplasme émollient, soutenu par un bandage de corps; et comme le blessé étoit

(1) Derrecagaix, *Journ. de Chir. de Desault*, t. 3, pag. 298.

vigoureux, qu'il avoit le visage rouge et enflammé, le pouls élevé et très-fréquent, on lui fit, quelques heures après son arrivée, une saignée de huit onces, qui procura peu de soulagement. Le lendemain on lui fit prendre, dans le cours de la journée, un grain de tartre stibié dans deux livres d'eau de veau. Après une évacuation abondante par haut et par bas, le malade se trouva affoibli, mais les douleurs étoient beaucoup moindres ; elles cessèrent totalement le lendemain, après l'effet d'un second grain d'émétique. Le blessé commença à marcher le huitième jour, et sortit parfaitement guéri le onzième jour de son entrée à l'hôpital, et le treizième de son accident.

5°. *Commotion du Rachis, suivie de carie* (1).

Un homme, âgé de quarante-deux ans, fort et vigoureux, ayant sauté d'environ huit pieds de haut, ne ressentit d'abord qu'une douleur assez équivoque dans la région lombaire ; cette douleur disparut même assez peu de temps après ; mais elle ne tarda pas à se renouveler.

(1) David, *Mém. sur les Contre Coups dans div. part. du corps. Prix de l'Acad. de Ch*, t. 4, p. 603.

Elle fut d'abord très-modérée pendant plus d'un mois; puis elle augmenta par des degrés assez sensibles, étant surtout plus considérable lorsque le malade descendoit des escaliers. La première cause de son mal lui ayant échappé, il le caractérisoit de rhumatisme; mais le temps et les moyens les plus propres à calmer les douleurs qu'il ressentoit, ayant été inutiles, il commença à prendre quelqu'inquiétude; son mal empiroit chaque jour; la difficulté, et ensuite l'impossibilité de marcher, survinrent; et, au bout de six mois, il s'annonça un dépôt à la partie supérieure antérieure et interne de la cuisse. Ce dépôt ayant été ouvert, le malade ne tarda pas à succomber. L'examen du cadavre offrit la carie de la partie supérieure et antérieure du sacrum, ainsi que celle du corps des deux dernières vertèbres lombaires.

6.° *Luxation guérie des première et seconde vertèbres cervicales* (1).

Duverney dit qu'il a eu occasion de disséquer un sujet chez lequel les premières vertèbres du col ne faisoient qu'une continuité

(1) Duverney, *l. c.*, t. 2, p. 131.

avec la tête, étant toutes ossifiées. Le corps de la première vertèbre étoit poussé en devant. Il laissoit deux ouvertures, une en-dessus de figure ovale, et l'autre en dessous qui permettoit l'entrée du petit doigt. La deuxième vertèbre se jetoit en arrière avec l'apophyse odon toïde, en sorte que l'articulation de l'apophyse odontoïde avec la première vertèbre n'avoit plus lieu, étant éloignée de plus des deux tiers de l'entrée du canal, et la même apophyse ne laissoit qu'environ deux lignes d'espace d'elle à la partie postérieure de la première vertèbre; d'où l'on doit conclure que la moëlle, du vivant de cet homme, avoit été comprimée, puisque le diamètre ordinaire du canal s'est trouvé diminué des deux tiers. L'on ne peut guère déterminer qu'elle a pu être la cause d'un cas si particulier, à moins que ce ne fût quelqu'un qui ait été pendu par le col, dont l'extension ait donné lieu aux ligamens de se relâcher, et aux sucs osseux d'éloigner peu-à-peu l'apophyse; par ce moyen, la moëlle aura été insensiblement gênée et comprimée. Alors il a fallu que la personne restât dans une situation à ne pouvoir faire aucun mouvement. L'on doit penser aussi que la même personne est restée long-temps malade, puisque toutes les vertèbres se sont ossifiées. L'on peut croire même qu'elle a été paralytique.

7°. *Luxation de l'Axis sur l'Atlas, à laquelle le malade a survécu pendant quelque temps* (1).

Rusticus quidam ex arbore decidit, cervicisque vertebram secundam propè athlantem vertebram (ut ex mortui sectione observavimus) luxatam habens hoc modo per quàm plurimos dies vixit, ubi alios brevi temporis spatio mortuos vidimus, quanquam admodùm magna luxatio esset.

8°. *Luxation de l'Axis sur l'Atlas, suivie d'une mort subite* (2).

Le fils unique d'un ouvrier, âgé de six à sept ans, entra dans la boutique d'un voisin, ami de son père; en badinant avec cet enfant, il mit une de ses mains sous le menton, et l'autre sur le derrière de la tête et l'éleva en l'air, en disant qu'il alloit lui faire voir son grand-père, manière de parler basse et populaire. A

(1) *Jatrologism. pentecos. quinque* Dominici Panaroli. .... *in-4°.*, 1654. pag. 47.

(2) J. L. Petit, *Mal. des os*, t. 1, p. 65, 1723.

peine cet enfant eut-il perdu terre, qu'il se mutina, et se disloqua la tête. A l'instant il mourut. Son père, qui dans le moment fut averti, transporté de colère, courut après son voisin, et ne pouvant l'atteindre, il lui jeta un marteau de cellier, qu'il tenoit à la main, et lui enfonça la partie tranchante de ce marteau, dans ce qu'onnomme la fossette du col. En coupant tous les muscles, celui-ci pénétra l'espace qui se trouve entre la première et la seconde vertèbre du col, coupa la moëlle de l'épine, et causa la mort à l'heure même. Ainsi ces deux accidens arrivèrent d'une façon presque semblable.

9°. *Déchirure des ligamens du corps des vertèbres sans déplacement* (1).

Un homme, âgé d'une cinquantaine d'années, attendoit au pied d'une voiture, le corps affermi, la tête et le col inclinés en avant, qu'on lui chargeât sur le dos un quartier de bœuf, lorsque le fardeau, échappant des mains de celui qui le tendoit, retomba avec force sur le col du boucher, et le renversa par terre.

Il fut aussitôt transporté à l'Hôtel-Dieu, où

(1) Dupuytren, *Biblioth. méd.*, t. 8, p. 88.

on le trouva le lendemain privé du mouvement et du sentiment de toutes les parties inférieures du corps.

La partie postérieure et inférieure du col, douloureuse au toucher et à la moindre agitation, offroit une large échymose sans tumeur, et on sentoit à cet endroit une crépitation manifeste, lorsqu'on tournoit la tête du malade, ou bien lorsqu'on la soulevoit.

Le mouvement et le sentiment étoient éteints dans les bras, dans les parois du thorax, dans celles de l'abdomen, et dans les membres inférieurs; il y avoit paralysie de la vessie, et rétention d'urine. Le diaphragme, les muscles du col et ceux de la face étoient seuls susceptibles de contraction; la respiration s'exécutoit difficilement, et cependant la voix étoit à peine altérée.

Le malade resta pendant deux ou trois jours dans cet état; au bout de ce temps, la respiration devint tout-à-coup extrêmement difficile, laborieuse et embarrassée; le pouls devint irrégulier, les yeux saillants, la peau rouge et livide; enfin, le malade périt avec tous les symptômes d'une véritable suffocation.

A l'ouverture de son cadavre, on trouva une échymose très-large autour des dernières vertèbres cervicales, la substance intervertébrale qui unit les cinquième et sixième vertèbres de cette région, étoit complètement déchirée, et le corps de ces vertèbres étoit parfaitement intact. Les apophyses épineuses, transverses et articulaires des cinquième, sixième et septième vertèbres cervicales étoient brisées, et l'on pouvoit opérer un déplacement d'avant en arrière de la partie supérieure de la colonne vertébrale sur l'inférieure.

La moëlle de l'épine sembloit d'abord intacte malgré le désordre des parties environnantes, seulement elle étoit un peu plus volumineuse que de coutume; mais à peine on l'eut fendue, suivant sa longueur, qu'on en trouva le centre réduit en une sorte de putrilage, mêlé à du sang décomposé.

10°. *Luxation pure* (1).

Une femme (Jeanne Baboton), âgée de cinquante-six ans, d'une stature élevée et d'un grand embonpoint, fit, en descendant un escalier le soir, une chute à la renverse, et tomba violemment sur la partie postérieure et infé-

(1) Dupuytren, *Biblioth. méd.*, tom, 8, p. 91.

rieure du col, qui heurta contre le bord d'une marche.

La malade fut relevée vingt degrés plus bas, privée du mouvement et du sentiment dans presque toutes les parties situées au-dessous du col. Elle souffrit beaucoup toute la nuit de la partie inférieure de cette région, et fut tourmentée d'une soif ardente. Elle n'eut aucune évacuation.

Le lendemain matin la malade fut transportée à l'Hôtel-Dieu : elle éprouvoit alors de vives douleurs au bas de la région cervicale, qui augmentoient encore par le plus léger contact, et au moindre mouvement qui lui étoit imprimé. La tête et le col étoient inclinés en avant et un peu à droite; la partie postérieure du col étoit déprimée et la partie supérieure du dos, saillante. Il y avoit perte totale de la sensibilité dans les membres inférieurs; le rectum, la vessie, les parois de l'abdomen, tout sembloit frappé de mort jusqu'au diaphragme. Au-dessus de ce point, les membres thoraciques étoient encore atteints d'une paralysie incomplète du mouvement et du sentiment; la respiration étoit fréquente et laborieuse; mais la voix, les sens, les mouvemens de la face et les facultés intellectuelles n'avoient éprouvé aucune altération, et sembloient appartenir à un autre individu. D'ailleurs le pouls étoit développé et mou, la langue aride et un peu brunâtre, la peau dans l'état naturel sous le rapport de l'exhalation et de la chaleur vitale. Il étoit facile, d'après ces symptômes, de juger qu'il y avoit une affection très-grave de la moëlle de l'épine, causée par une solution de continuité de la colonne vertébrale, avec déplacement. Dans cet état la malade fut saignée au bras, et à quatre heures du soir la respiration sembla meilleure, la soif moins vive, et la langue moins sèche; cependant il étoit facile de juger que la malade devoit bientôt périr; en effet dans la nuit suivante, la respiration devint stertoreuse, la parole difficile, la face livide et vultueuse; et la malade, dont les facultés intellectuelles restèrent intactes pendant tout ce temps, périt le matin, trente quatre heures après son accident.

A l'ouverture de son corps, on observa une échymose et des sugillations bleuâtres à la partie postérieure du col, une saillie en arrière de la partie supérieure de la colonne dorsale, et une autre en sens opposé de la colonne cervicale. Le tissu cellulaire et les muscles subjacens étoient baignés de sang. Les parties immédiatement appliquées à la colonne cervicale étoient détruites et laissoient voir à nu les apophyses articulaires supérieures de la septième vertèbre cervicale ; tandis que la sixième vertèbre de cette région étoit repoussée à un demi-pouce au-devant de la dernière, on voyoit dans l'intervalle de ces deux os, la moëlle de l'épine tendue d'arrière en avant, et de haut en bas, applatie et comprimée sur le corps de la septième vertèbre cervicale.

La colonne vertébrale, examinée antérieurement, offroit une saillie très-remarquable de toute l'épaisseur du corps de la sixième vertèbre cervicale : cette saillie étoit environnée de sang. Les ligamens antérieurs de la colonne vertébrale étoient détruits et le pharynx déchiré.

La colonne cervicale ayant été soigneusement détachée, on trouva déchirés les ligamens jaunes, et les surtouts ligamenteux antérieur et postérieur, ainsi que la substance intervertébrale qui unit la sixième et la septième vertèbre cervicale. Cette substance étoit déchirée de manière que les deux tiers de son épaisseur étoient restés adhérens à la septième vertèbre, tandis que la sixième en avoit retenu un tiers seulement.

A l'examen particulier des vertèbres qui avoient souffert le déplacement, on vit que la septième cervicale étoit entière dans toutes ses parties; que le sommet de l'apophyse épineuse de la sixième étoit légèrement entamé, ainsi que le bord de ses apophyses articulaires inférieures.

Toutes les articulations des vertèbres cervicales, situées au-dessus de la luxation étoient dans l'état ordinaire; celle de la septième vertèbre cervicale, avec la première dorsale, présentoit une mobilité beaucoup plus grande que de coutume.

On n'observa aucune altération organique dans le cadavre de cette femme, qui n'avoit pas cessé de jouir d'une bonne santé jusqu'au moment de cette chute, qui occasionna sa mort.

11°. *Autre exemple de Luxation* (1).

Un jeune homme de vingt-sept ans, occupé à travailler dans une carrière, et étant incliné en avant, reçut sur le dos une masse de terre, qui le couvrit jusqu'au ventre. Il entra le même

(1) Cette observation est tirée du précieux Recueil formé par les soins de MM. les Professeurs Corvisart et Le Roux.

jour (18 *mars* 1809) à l'Hôtel-Dieu de Paris, avec les membres inférieurs entièrement paralysés, de même que la vessie et le rectum. On remarquoit une tuméfaction fort considérable vers le haut de la région lombaire, et l'on ne pouvoit nullement sentir les vertèbres subjacentes : il y avoit changement de couleur à la peau et échymose.

On pratique une saignée, on applique des sangsues sur la tumeur, on sonde le malade tous les jours. Le dixième jour la fièvre s'annonce par le frisson (*deux moxas sur la tumeur*); ce frisson devient continu, et n'est interrompu que par de légers momens de chaleur, jusqu'à l'instant de la mort, qui arrive le seizième jour, au milieu de la plus grande gêne de la respiration.

La première vertèbre lombaire étoit nettement séparée du fibro-cartilage, qui l'unit à la dernière dorsale, et cela sans la moindre trace de fracture. A son niveau les membranes de la moëlle étoient fort injectées, et celle-ci étoit noire et comme sphacélée.

§. II.

Des Commotions simples du Prolongement rachidien de l'Encéphale en général.

Dans les Commotions simples de la moëlle vertébrale, on retrouve tous les accidens que nous avons énumérés pour les fractures, et qui appartiennent à la lésion du système nerveux, mais les os sont intacts, et la mort arrive souvent sans qu'on puisse y remédier. Ces commotions qui sont le plus communément l'effet d'une cause directe, viennent fréquemment aussi d'un contre-coup, c'est-à-dire, *d'un choc qui, de la partie immédiatement frappée, est transmis à d'autres parties, et y produit les mêmes désordres qu'auroit produit le corps choquant, si ces parties avoient été soumises à son action immédiate* (1). Soit qu'on reconnoisse ici l'action d'un projectile qui, dans sa course vient atteindre notre corps, soit que celui-ci lui-même aille frapper contre une masse résistante.

J'ai cité quelques observations de ces commotions directes; j'en ai rapporté quelques-

---

(1) David, *l. c.*, pag. 565.

unes de celles qui sont dues à des contre-coups, et il ne faut pas avoir feuilleté beaucoup les auteurs, pour en trouver nombre d'exemples. En effet, malgré les cartilages qui revêtent les surfaces articulaires des os du pied et de la jambe, malgré le mode de connexion du fémur avec l'os coxal, malgré les substances élastiques qui garnissent les symphyses pelviènes, la direction d'un choc est quelquefois telle, qu'il surmonte tous les obstacles opposés par la nature à son action, ce qui peut être également dû à son trop de violence. Alors la colonne vertébrale, surtout inférieurement, peut être lésée, comme dans une chute sur les pieds ou sur les fesses : ces lésions peuvent être ou une simple commotion de la moëlle, presque toujours accompagnée de la contusion des cartilages et des os, c'est le cas qui nous occupe, ou une divulsion des ligamens, c'est celui que nous examinerons plus bas.

Quoi qu'il en soit, cette simple commotion, outre les accidens nerveux dus à la lésion du prolongement rachidien, peut aussi, en raison de l'affection des os, entraîner à sa suite des caries, des courbures de la colonne épinière, des dépôts froids par congestion, etc. tous phénomènes, qui se manifestent subséquemment, et dont on peut trouver des exemples dans le précieux mémoire de David sur les contre-coups, dans le quatrième volume des prix de l'Académie, et qui peuvent avoir lieu sans aucune tension et sans tiraillement des ligamens qui affermissent l'union des vertèbres.

La paralysie même peut ne se pas manifester sur-le-champ, et paroître à la suite des désordres qu'éprouve le Rachis, et surtout du gonflement des vertèbres. Un garçon de vingt-deux ans, tombé de dessus un toît, sur les fesses, n'éprouva d'abord aucun accident remarquable, travailla encore pendant trois semaines, au bout desquelles il devint graduellement paralytique et finit par périr (1).

Dans une pareille occurrence il ne faut pas attendre ces désordres extrêmes. Ce sont surtout les accidens primitifs qu'il convient de s'attacher à combattre. Pour quiconque conçoit bien le mécanisme et l'effet des contre-coups dont j'ai parlé, la marche du traitement rationel est toute simple et toute tracée. Des saignées plus ou moins répétées suivant la violence des accidens; des embrocations résolutives et spiritueuses, la diète et le repos le

(1) David, *l. c.*, pag. 604.

plus exact, voilà les moyens généraux à mettre en usage; à quoi je joindrois quelquefois les vésicatoires volans, ainsi que les frictions irritantes sur la région vertébrales; et chez les enfans foibles, les toniques, comme les amers, les préparations martiales, etc.

§. III.

De l'Entorse vertébrale en général.

Si l'on entend, comme de raison, par entorse un tiraillement plus ou moins violent des ligamens et des autres parties molles qui environnent une articulation, tiraillement qui peut avoir été porté au point de déterminer le déchirement de plusieurs de ces ligamens, il faut de toute nécessité admettre une *entorse vertébrale* (1), pour exprimer la torsion, la distension, la dilacération qu'éprouvent fréquemment les ligamens vertébraux. Duverney (2) croit que le désordre fait, dans quelques cas, sur les pièces de l'épine, est semblable à celui qui

---

(1) Cette Entorse est ce que les anciens nommoient Σεῖσις. V. *Galenus*, *lib.* 3, *de articul.* — *Riolan*, *Manuel anatom.*, *etc. in*-18., Paris, 1661, pag. 660.

(2) Duverney, *l. c.*

arrive au pied dans une entorse ou diastase, c'est-à-dire, que *leurs cartilages sont étendus* et foulés, et même déchirés si les efforts sont violens.

1°. Cette entorse peut être le résultat d'une action vive et instantanée, d'un mouvement violent pour abaisser, élever, repousser d'énormes masses.

2°. D'une chute effectuée sur l'épine.

3°. Du choc d'un corps contondant.

4°. D'un contre-coup.

5°. D'une flexion excessive, et d'une extension forcée, ou de tout autre mouvement, dirigé par des puissances musculaires énergiques.

« Ces causes agiront d'ailleurs avec d'autant « plus de puissance qu'une foiblesse consti- « tutionnelle, des fatigues excessives, l'abus « de l'équitation, des plaisirs de l'amour, de « la masturbation, une entorse antérieure au- « ront déjà diminué la force de cohésion et « le ressort des ligamens ».

Il est aisé de sentir aussi que suivant le mode d'action des diverses causes que nous avons énoncées, des ligamens différens seront affectés; ainsi dans une extension forcée, ce sera le surtout ligamenteux antérieur, dans une flexion au contraire, ce seront ces parties fibreuses qui existent entre les apophyses épineuses et au-dessus d'elles, etc.

On nomme communément ces sortes de maladies des *Tours de reins*, et Duverney (1) nous en donne la raison, quand il dit que *toutes les flexions violentes de l'épine produisent cet accident, depuis la onzième vertèbre du dos jusqu'aux première et seconde vertèbre des lombes, parce que tous les mouvemens de flexion et d'extension* du corps, se font précisément sur ces vertèbres qui sont dans la région des reins. C'est ce que M. Portal appuie encore de son autorité (2), remarquant en outre que les vertèbres dorsales sont plus intimement réunies entr'elles et attachées aux côtes (3).

Les symptômes de l'Entorse vertébrale sont un craquement plus ou moins sensible ordinairement entendu par le blessé, suivi ou non de stupeur passagère des membres abdominaux, d'instabilité lors de la station, de chute, etc. une douleur divulsive, profonde, circonscrite,

---

(1) Duverney, l. c.

(2) *Anat. méd.*, tom. 1, p. 294.

(3) *Voyez* Riolan, l. c., p. 660. — Bichat. *Anat. descript.*, tom. 1.

variable suivant une foule de causes, et déterminant quelquefois le vomissement; l'impossibilité de répéter les mouvemens qui ont donné lieu à l'accident; un engorgement plus ou moins apparent au dos, avec ou sans ecchymose; un trouble assez marqué de la circulation (1).

Si l'Entorse est légère, la douleur se dissipe, l'engorgement se résout, l'ecchymose, dont elle est accompagnée, disparoît, les mouvemens redeviennent faciles (2). Mais si elle est forte, les ligamens et les vertèbres deviennent, avec les parties environnantes, le siège d'une irritation, d'une fluxion; il peut même survenir des abcès, parce qu'il se sera extravasé du sang ou de la lymphe.

La durée de ces symptômes n'est point fixe; une foule de causes peuvent la faire varier, mais trois circonstances peuvent en rendre les suites funestes : 1°. l'exercice prématuré; 2.° les tentatives que l'on a pu faire pour opérer des réductions, des extensions; 3°. le vice scrophuleux qui se fixe sur le lieu malade (3).

Cette affection est peu fréquente dans le bas

---

(1) Taxil Saint-Vincent, *Diss. sur l'ent. vert.*, p. 13.

(2) Richerand, l. c., tom. 3, p. 191.

(3) *Id.*, *ibid.*, p. 192.

âge; alors, en obéissant, l'épine se soustrait à un dérangement destructeur; en résistant dans la vieillesse, elle produit un effet analogue.

On a confondu l'Entorse vertébrale avec beaucoup de maladies; c'est ainsi qu'on a pris pour elle la rupture de quelques fibres des muscles psoas et iléo-lombaire, le lumbago, la néphrite calculeuse commençante, des douleurs anomales, etc.

Pour le traitement de cette affection, on suivra la marche que nous avons indiquée dans le cas de Commotion simple de la moëlle, et en outre on emploiera, dans les premiers momens, des médicamens propres à changer le mode de vie dans la partie, tels sont ceux que l'on nommoit répercussifs, comme l'eau végéto-minérale de Goulard, une dissolution d'opium, de la glace pilée tenue pendant long-temps en contact avec la partie, l'éther sulfurique; plus tard on cherchera à établir une irritation à l'extérieur par les moyens dont j'ai déjà parlé. On pourra même y réunir une évacuation sanguine locale, à l'aide des sangsues, ou des ventouses scarifiées. Enfin, on terminera le traitement par des fomentations toniques avec le vin aromatique, l'alkool de mélisse, etc.; et par un bandage contentif autour du corps, comme le faisoit David.

§. IV.

Des Luxations des Vertèbres en général.

Il s'en faut de beaucoup que les praticiens soient d'accord sur cette affection, comme ils le sont sur les fractures de l'épine. Le plus grand nombre en nie l'existence: Duverney la regarde comme impossible, et croit qu'elle n'a été imaginée que d'après des expériences faites sur des cadavres (1). Morgagni (2) affirme que lui et Valsalva, en disséquant le cadavre de ceux qui étoient morts avec des lésions du Rachis, n'avoient jamais trouvé de luxations des vertèbres, mais bien des fractures. Portal pense que les vertèbres sont trop solidement unies pour pouvoir se luxer sans être fracturées (3). Tous les ligamens de l'épine, dit Bichat (4), sont tellement disposés qu'aucun effort susceptible d'être appliqué sur elle ne sauroit les rompre.

---

(1) Duverney, l. c., tom. 2, p. 110.

(2) *Morgagni de caus. et sed. morb.*, *epist.* 56, *no*. 35.

(3) Portal, l. c., tom. 1, p. 294.

(4) Bichat, *Anat. descript.*, tom. 1, p. 172.

Cependant les observateurs nous ont laissé beaucoup d'exemples de ces luxations. Sans parler de ceux que j'ai ci-dessus rapportés, Idus Wolff (1) dit avoir vu un homme âgé se luxer cinq ou six vertèbres dorsales, de telle manière qu'elles formoient en arrière un arc de cercle. Riolan parle d'un soldat chez lequel les deux premières vertèbres étoient ankylosées, et qui, pendant sa vie, remuoit la tête aussi facilement qu'un autre. D'ailleurs, comment concevoir autrement la manière subite dont la mort àrrive, lorsqu'on tire, en sens opposé, la tète et la queue d'un animal? Comment expliquer le cas de ce sauteur, qui fut instantanément privé de la vie, en opérant cette espèce de culbute, où le corps fait une rotation générale sur la tête, préliminairement fixée en bas, pour servir d'appui (2)? Fabrice de Hilden nous en a conservé un exemple si remarquable dans ses observations de chirurgie, que cet an-

(1) Wolff, *Obs. Chir.*, lib. 1, obs. 25.

(2) Bichat, *Anat. descript.*, tom. 1, p. 177.

La plupart des opinions reçues sur la luxation des vertèbres, se retrouvent dans la Thèse de Hunauld, *Ab ictu, lapsu, nisuve quandoque vert. caries, diss.*, in-4°., *Parisiis*, 1742.

cien praticien ne balance bas à l'attribuer à une puissance surnaturelle (1).

Quoi qu'il en soit, si l'Entorse vertébrale peut aisément s'effectuer, il n'en est pas de même des luxations complètes de l'épine. « En « effet, le nombre et la force des ligamens qui « unissent ces os, la direction presque ver- « ticale ou légèrement oblique de leurs apo- « physes articulaires, la réception réciproque « de leurs apophyses supérieures et inférieures; « l'étendue de la surface par laquelle les os se « touchent, et leur peu de mobilité, doivent « au moins rendre cette luxation fort difficile; « et si, d'une autre part, on rapproche de ces

---

(1) *Planè stupendam et ope diaboli factam luxationem spinæ dorsi, vidi Dusseldorfii, anno* 1583. *Juvenis quidam viginti circiter annorum ætatis, cùm propter conceptam quandam phantasiam noctu decumbens in lecto, se strangulare vellet, et in hunc finem ex poplitali suo funem parasset, cùmque columnæ spondæ alligasset, colloque injeci set, sequenti die mortuus in lecto repertus fuit, etiam si collum nullo modo à laqueo stringeretur.*

Mirantibus hæc omnibus, qui turmatim accurrabant, venit carnifex, qui cùm cadaver exuisset, metaphrenum à diabolo adeò depressum repertum fuit, ut os pectoris ferè attingeret. Fabri. ab Hild., cent. V, obs. 68.

« obstacles la facilité avec laquelle les corps « des vertèbres se rompent, pendant la vie, « à la suite des efforts que la colonne verté- « brale supporte, ou bien après la mort, dans « des expériences mille fois répétées à ce sujet, « on devra être peu étonné de l'opinion que « la plupart des modernes ont manifestée sur « cette maladie (1) », opinion qui remonte même jusqu'à Hippocrate (2). D'ailleurs, dans tous les mouvemens généraux de l'épine, les luxations ne peuvent guère avoir lieu, car elles n'atteindroient qu'une vertèbre isolée : or chaque mouvement partiel est très-peu marqué, quoique le général soit très sensible (3).

Je ferai cependant remarquer ici que la plus grande difficulté de ces luxations ne vient pas, comme l'ont affirmé presque tous les auteurs, de l'engrénement des apophyses articulaires, quoique cette cause y entre pour beaucoup ; mais qu'elle dépend surtout de la force et de la puissance, non pas des ligamens, mais des fibro-cartilages inter-vertébraux, qui font du

---

(1) Dupuytren, *Biblioth. méd.*, tom. 8, p. 87.

(2) Hippocrate dit en effet que chacun de ces os est de nature à se rompre plutôt que de se déplacer.

(3) Bichat, *Anat. descript.*, tom. 1, p. 169.

Rachis un tout continu et dont la résistance est excessive. Une preuve de cette assertion est le fait suivant ; dans la plupart des efforts violens, ces cartilages emportent avec eux, plutôt que de se déchirer, la lame de tissu compacte qui recouvre le corps de chaque vertèbre, en sorte qu'il n'y a réellement ni une vraie fracture, ni une vraie luxation.

Il résulte de-là, que les déplacemens devront s'opérer d'autant plus difficilement que le fibro-cartilage inter-articulaire sera plus fort et plus épais. Aussi en voit-on bien rarement aux vertèbres lombaires, qui présentent dans ce sens les conditions les plus avantageuses ; tandis que les cervicales, qui offrent un cartilage peu fort et peu étendu, et dont les apophyses articulaires sont moins directement portées en arrière, y sont plus souvent exposées.

Néanmoins tous les auteurs n'admettent pas la possibilité de la luxation des cinq dernières vertèbres du col ; la rotation ou torsion de la région cervicale du Rachis est, dit Bichat (1), très-obscure et peu manifeste ; et le mouvement isolé d'une vertèbre cervicale est encore plus borné que celui de sa région. Il faut aussi remarquer le

(1) Bichat, l. c., p. 190.

peu d'étendue des fibres des cartilages, qui leur fait offrir plus de force; l'existence des muscles inter-transversaires, inter-épineux, qui ne se rencontrent qu'ici; l'emboîtement représenté par les crochets latéraux, qui servent à l'union du corps de ces vertèbres, et l'on sera convaincu de l'infréquence de leur déplacement.

Dans cette région, comme dans les autres, jamais deux vertèbres n'exécutent isolément un mouvement, toujours il est général à une région ou à toute l'épine. Le plus souvent par conséquent il devra y avoir plusieurs vertèbres luxées. Pourquoi effectivement l'une se déplaceroit-elle plutôt que l'autre, puisqu'elles éprouvent une distension égale dans leurs ligamens?

On ne possède aucun exemple de luxation de l'occipital sur la première vertèbre du col, et si elle a eu lieu, dit Portal (1), elle a été nécessairement mortelle, quelqu'incomplète qu'elle fût. Une pièce anatomique trouvée dans un cimetière, et qu'Hunauld démontroit au jardin des plantes, ne lui paroît pas détruire cette assertion. Cependant on peut voir dans les

(1) Portal, l. c., tom. 1, p. 294.

collections de la faculté une pièce d'anatomie pathologique où, après une fracture de l'Atlas, et une déviation de l'apophyse basilaire de l'occipital, il s'est fait une soudure des portions osseuses hors de place, ce qui n'annonce pas une mort rapide. On conserve aussi au Muséum d'histoire naturelle un exemple de la luxation de la première vertèbre sur la deuxième, où l'apophyse odontoïde s'est renversée dans l'intérieur du canal; ce qui prouve que la vie n'a point été éteinte sur-le-champ, c'est que les deux vertèbres se sont soudées. M. le Professeur Richerand (1) explique ce phénomène de la manière la plus satisfaisante par la lenteur avec laquelle cette luxation a dû s'effectuer. La moëlle de l'épine qu'un dérangement subit, quoique peu considérable de la colonne vertébrale, blesse d'une manière mortelle, en supporte les déviations lorsqu'elles sont graduées. C'est par la même raison (2) qu'il y a des enfoncemens des os du crâne qui guérissent sans avoir trépané.

Personne ne révoque en doute les luxations de l'Atlas sur l'Épistrophée. Ce sont les plus fré-

---

(1) L. c., p. 243.

(2) J. L. Petit, l. c., tom. 1, pag. 110.

quentes de toutes : dans les individus morts du supplice de la corde, on la reconnoît bien souvent, ainsi que l'a observé Louis (1), et avant lui J. L. Petit. Il faut pour cela que l'exécuteur presse le coupable par les épaules au moment où les pieds quittent l'échelle. Aussi jamais dans un homme qui s'est pendu lui-même, les parties n'éprouvent un semblable désordre, fait de la plus haute importance en médecine légale (2).

Lorsque cette luxation a lieu, les apophyses articulaires de la première vertèbre abandonnent celles de la seconde, de manière qu'elles se trouvent sur le même plan, au lieu de rester l'une sur l'autre. D'un côté, celle de l'atlas se place au-devant de celle de l'axis, tandis que de l'autre côté, c'est l'apophyse articulaire de celle-ci qui devient antérieure. On peut très-bien voir ce mécanisme en imprimant à la tête une violente rotation sur un cadavre. Elle survient sur le vivant, quand on opère un mouvement brusque dans ce sens (3). Le défaut

---

(1) Louis, *OEuvres div.*, t. 2, p. 218. — J. L. Petit, l. c., tom. 1, p. 67.

(2) Alberti. *Hall. Syst. jurisp. medicæ.*

(3) Bichat, l. c., p. 175.

de fibro-cartilage inter-articulaire, l'absence des ligamens jaunes, remplacés ici par un tissu lâche, favorisent encore beaucoup le déplacement, auquel les ligamens odontoïdiens opposent la principale résistance. Ausssi, pour qu'il y ait luxation, faut-il que ces organes fibreux soient déchirés, ou au moins relâchés par un état morbifique. Jamais l'action musculaire seule ne pourra la produire, si les parties ne se trouvent dans ce dernier cas : et il est très-probable que ce Notaire de Paris, qui se luxa le col en tournant la tête, pour voir qui entroit dans son cabinet, devoit avoir une maladie de l'articulation, ou des fibres extrêmement molles et foibles. Presque toujours en effet cette luxation est la suite d'une violente torsion de la tête par cause externe, ou d'une culbute. Lorsqu'elle dépend d'une laxité extrême dans les ligamens, elle est moins dangereuse. Tel étoit sans doute le cas de ce jeune homme qui ramenoit difficilement sa tête à sa rectitude naturelle, lorsqu'il l'avoit tournée à droite ou à gauche (1). Il en est de même quand elle est incomplète, ainsi qu'il arriva à un enfant, qui faisoit des culbutes sur le lit de sa mère, et qui

(1) Richerand, l. c., pag. 244.

conserva par la suite la tête tordue. Dans cette circonstance il est probable qu'un seul ligament odontoïdien est rompu et que l'apophyse inclinée seulement un peu de côté, reste dans son anneau.

Mais dans le second cas, les deux ligamens ont éprouvé une solution de continuité (1); l'apophyse a glissé sous le ligament transverse, ce qui diminue l'étendue du canal rachidien; elle comprime la moëlle et cause une mort prompte le plus souvent, car l'observation que nous avons citée de Panarolus, y fait exception. En effet, la respiration doit cesser instantanément, puisqu'elle est sous l'influence des nerfs phréniques et intercostaux, et que la lésion existe au-dessus de leur origine. Par une suite inévitable aussi, la circulation est interrompue, et le cerveau cesse d'agir.

On reconnoîtra facilement cette maladie à la manière dont elle sera survenue, à la douleur ressentie par le malade, et à tous les accidens qui compliquent les lésions de la moëlle. Mais si celle-ci est peu comprimée, alors la

---

(1) *Quò fit ut mentum pec' ori agglutinetur, neque bibere is, neque loqui possit; interdum sine voluntate semen emittat.* Celsus, *lib. VIII*, *cap.* 2, §. 1, *n°.* 2.

paralysie pourra fort bien ne point survenir; seulement la tête restera penchée du côté luxé. Le *caput obstipum* ou Torticolis pourroit peut-être en imposer et se confondre avec cette luxation : mais il est facile de l'en distinguer par les signes commémoratifs et d'après la connoissance des causes.

Quand une semblable affection se présente, il est toujours délicat d'en tenter la réduction; on doit craindre de tuer le malade dans les efforts que l'on fera; et si l'on se décide à replacer les choses dans l'ordre naturel, comme la moindre lésion de la moëlle est dangereuse et mortelle même, on devra avertir les assistans et les prévenir de tout ce qui peut arriver. Il suffira alors de lever la tête en tenant le tronc fixé, et de la ramener dans sa position ordinaire, sans augmenter la torsion en aucune façon, et sans employer les lacs conseillés par J. L. Petit (1).

Le pronostic de toute luxation des vertèbres doit être fâcheux à cause de la lésion plus ou moins grave du Prolongement rachidien de l'Encéphale d'une part, et de l'autre à cause de la difficulté que l'on a à réduire. Si on ne

---

(1) *Malad. des os*, tom. 1, pag. 69.

la réduit pourtant pas, le malade est, pour ainsi dire, dévoué à une mort certaine; malheureuse alternative pour l'homme de l'art, qui ne peut que prolonger des jours désormais consacrés aux souffrances.

La luxation des vertèbres du col qui suivent la deuxième, n'exige absolument aucune tentative de réduction; il est même prudent de s'en abstenir (1). Dans ce cas le malade pourra vivre encore quelques heures (2), à l'aide de

---

(1) Richerand, l. c., pag. 245.

Il est jugé que toute dislocation des vertèbres est dangereuse et suspecte au r'abiller. (Guy de Chauliac, *Grande Chirurg.*, *commentée par Joubert*, 1615, Tr. V, Doct. 2, chap. 3).

(2) Dans le Journal de Médecine de Hufeland, pour 1808, le docteur Consbruch, de Bielefeld, a consigné l'histoire d'une jeune femme, qui tomba à la renverse en frappant de la tête contre un mur. Elle fut sur-le-champ perclue de tous ses membres, quoiqu'elle conservât sa connoissance: douleur violente au col; resserrement de poitrine, mais peu douloureux, et difficulté d'avaler; sentiment perdu dans tout le corps, depuis le col jusqu'aux orteils, excepté dans l'articulation de l'épaule; chaleur naturelle, pouls un peu fébrile; selles et urines supprimées; mouvemens de la langue faciles; parole bonne et voix claire. On ne découvrit ni fracture, ni luxation, ni contusion dans les membres, ni même dans

cette respiration qu'on désigne sous le nom d'abdominale, et qui ne se fait qu'au moyen du *septum transversum*, mais cet état est trop pénible pour pouvoir durer long-temps.

Il est évident que dans les régions dorsale et lombaire, la luxation ne peut jamais avoir lieu en arrière; les apophyses articulaires ne peuvent pas non plus se disjoindre dans ce sens; tout mouvement d'extension du rachis tend à les rapprocher de plus en plus. Ce n'est

---

le col. On fait pourtant quelques tentatives pour replacer les vertèbres, qu'on suppose dérangées, et la malade n'en éprouve aucune douleur marquée; on a recours aux anti-phlogistiques généraux; l'application des spiritueux sur la nuque et sur la poitrine cause de la douleur, chose remarquable; la malade but beaucoup et ne mangea pas jusqu'au lendemain soir, où tout étoit encore dans le même état. Mais alors le pouls devint plus lent et plus foible, la respiration courte et laborieuse, sans que la malade cessa de boire avec plaisir et perdit sa connoissance. Elle mourut subitement dans la matinée, au moment où on l'aidoit à donner une autre position à sa tête. Au bout de huit heures, son corps commençoit à se putréfier, quoiqu'on fût au mois d'octobre. L'apophyse épineuse de la cinquième vertèbre cervicale étoit déjetée vers le côté gauche, et les ligamens sur-épineux et inter-épineux déchirés entre la cinquième et la sixième vertèbres. On pouvoit mouvoir la cinquième moyennant une légère pression.

donc qu'en devant que le déplacement peut avoir lieu (1).

Outre la difformité, la paralysie et les autres signes communs aux luxations et aux fractures des vertèbres, ici le malade est soulagé par l'extension du rachis. Si l'une des apophyses articulaires seulement est déplacée, l'épine s'incline du côté opposé.

Dans tous les cas les malades conservent toujours l'entier exercice de leurs fonctions intellectuelles. Je n'ai jamais ici remarqué cette espèce de délire si singulier, dont M. Dupuytren a si bien rassemblé les traits, et qui règne quelquefois épidémiquement à l'Hôtel-Dieu de Paris, chez les blessés, tant ceux qui ont supporté de graves opérations, que ceux qui sont atteints de contusions, de plaies et surtout de fractures.

Autrefois on s'y prenoit de la manière suivante pour apporter remède à cette terrible maladie ; « pour réduire les vertèbres luxées « en la partie extérieure, faut situer le malade « sur une table, le mettant sur le ventre, et le « faut estendre au long d'icelle, et le lier com- « modément par-dessous les aisselles et au-

(1) J. L. Petit, l. c., t. 1, p. 98.

« dessus des hanches, avec la tierce partie « d'une nappe.... Puis sera tiré en haut et en « bas, et estendu le plus qu'on pourra.... et « après, le chirurgien poussera de ses mains « en-dedans la vertèbre qui fera éminence, et « et si on ne la peut réduire en ceste manière, « il faut envelopper avec du linge deux bastons « de grosseur d'un doigt, et de longueur de qua- « tre, et les appliquer aux costés des vertèbres « luxées, et presser seulement sur icelles » (1).

Mais par un semblable procédé, on ne peut jamais bien affronter les surfaces, et il n'y a pas de muscles capables de replacer les parties. D'ailleurs c'est un moyen pénible et douloureux, et on peut tuer l'individu sur-le-champ, en comprimant la moëlle de l'épine plus que ne le faisoit la vertèbre luxée. Il vaut donc mieux abandonner le malade à son sort, et il n'y en a pas, dit J. L. Petit, qui soit plus digne de pitié. Il faudra seulement encore avoir soin de garnir son lit d'une alèse, qui a l'avantage, non-seulement de concourir à la propreté, mais encore de faciliter le soulèvement du malade pour le panser.

---

(1) Amb. Paré, liv. 16, chap. 16.

ARTICLE TROISIÈME.

De l'Ankylôse des Vertèbres.

§. I.

HISTOIRES PARTICULIÈRES.

1°. *Ankylose des troisième et quatrième Vertèbres cervicales.* (1)

In cadavere quodam nervorum cervicalium anatomen indagans, inæqualitatem quandam sentiens, prægresso accuratiori examine veram anchylosin, non corporum solùm tertiæ et quartæ vertebræ colli, sed processuum articularium quoque inveni, tali corporum deviatione, ut notabilis indè ad interiorem canalem eminentia orta fuerit. Quæ ossa concreta probant sive à causâ externâ vel internâ orta fuerit deviatio, non ità absolutè lethales esse coarctationes canalis medullæ spinalis partem superiorem continentis, cùm subjectum, à quo ossa desumpta certè superstes fuerit, quod vera anchylosis clarè demonstrat.

---

(1) Callisen, *Act. soc. med. Hauniensis*, t. 2, 1777, p. 330.

2°. *Ankylose des Vertèbres heureusement formée.* (1)

Un enfant de huit ans, après une chûte sur les fesses, ressentit dans la région dorsale une douleur, qui lui fit garder le lit pendant six mois ; il lui survint une bosse en arc ; il mourut huit ans après ; le corps de toutes les vertèbres du dos étoit soudé, mais le canal médullaire n'avoit que peu souffert.

Aurran cite plusieurs exemples d'ankyloses, obtenues par les secours de l'art, et qui procurèrent la guérison des malades, même dans les cas de suppuration et de carie du corps des vertèbres ; mais c'étoit sur de jeunes sujets. Il employoit le repos du lit et un bandage serré.

Six mois après un coup de bâton sur les lombes, un garçon de dix ans éprouva quelque difficulté à se tenir debout ; et on reconnut une petite éminence dans le lieu du coup. Il fut guéri dans l'espace d'un an. Un charpentier de vingt-six ans, après une chûte sur les fesses, continua ses travaux pendant un an. Aurran a remarqué que le bandage compressif aidoit sur-le-champ à marcher les malades sur lesquels il étoit posé.

---

(1) Aurran, *l. c.*, p. 524.

3°. *Ankylôses de tout le Rachis.*

En 1766, M. Portal a lu à l'Académie royale des sciences une observation sur une ankylose de toutes les vertèbres et de toutes les articulations du corps, excepté celle de la mâchoire inférieure. Le malade étoit resté couché 14 ans sans remuer.

M. le baron Percy, professeur de cette faculté, a déposé dans les collections le squelette d'un officier qui est absolument dans le même cas. On y conserve aussi le rachis de Séraphin, le joueur de marionettes, dont la colonne vertébrale est d'une seule pièce, et unie aux côtes. Columbus (1) rapporte un cas semblable d'un malade de l'hospice des incurables à Rome; et dans l'histoire de l'Académie royale des sciences pour l'an 1716 (page 30), on cite un pareil phénomène chez un enfant de vingt-deux mois. Enfin on trouve un exemple de réunion de la première vertèbre dorsale avec la septième cervicale dans Knackstadt (2), et Paw nous a donné la figure et l'histoire (3) d'une ankylose vertébrale presque complète. Au reste nous

(1) Columbus, *de re Anat.*, *lib. XV.*

(2) *Medic. Chir. beobachtungen.*

(3) Paw, *de hum. corp. ossibus*, p. 94.

possédons des observations presque sans nombre des soudures des vertèbres les unes avec les autres. Il n'y a presque pas d'anatomiste qui n'ait de ces pièces dans son cabinet.

§. II.

De l'Ankylôse vertébrale en général.

Dans l'Ankylose des vertèbres, ces os sont réunis les uns aux autres par une substance osseuse, qui empêche absolument les mouvemens: cette maladie, qui est rarement essentielle ou primitive, succède presque toujours à une autre affection du Rachis : voilà pourquoi j'ai cru la devoir placer immédiatement après les fractures et les luxations. Elle attaque un nombre plus ou moins considérable de vertèbres; elle peut aussi atteindre toute l'étendue de leurs articulations, ou se borner à une partie seulement : ainsi M. Cloquet m'a fait voir une portion de colonne épinière, qu'il conserve, et dans laquelle les côtes du côté droit sont unies aux vertèbres par l'ossification de leurs ligamens ; la moitié correspondante du corps de celles-ci est ankylosée de même par l'encroûtement, à ce qu'il paroît, du phosphate de chaux dans cette partie du ligament prévertèbral ; mais, au milieu de la face antérieure de ces mêmes corps, la maladie semble bornée par une ligne tranchée ; en sorte que l'une des moitiés du Rachis est dans son état sain, et l'autre soudée dans ses diverses parties; preuve nouvelle et incontestable de l'influence exercée par la ligne médiane du corps sur les organes de la vie de relation.

Le plus fréquemment les Ankyloses des vertèbres sont compliquées avec des exostôses, surtout chez les vieillards et chez les vénériens. Elles peuvent survenir dans tous les cas où les articulations sont condamnées au repos pendant un espace de temps trop considérable, et leur formation est d'autant plus prompte, que l'irritation des surfaces articulaires se joint à cette entière inaction, elles sont aussi le produit ou la suite du plus grand nombre des maladies de la colonne vertébrale, telles que les fractures, les caries, les gonflemens du tissu spongieux, les exostôses, les entorses, etc. : ainsi on peut leur assigner aussi pour causes tous les virus capables de déterminer ces diverses affections, comme le scorbut, les scrophules, la syphilis surtout, les vices rhumatismal, arthritique, etc. Elles arrivent encore dans ceux qui, pour l'exercice de leur métier, sont obligés de se tenir constamment dans une même posture, particulièrement courbés en-devant, comme les vignerons, les cordonniers, etc. Duverney a vu (1) les vertèbres du dos et des lombes soudées, pour avoir couché dans un lieu humide et marécageux.

Il n'est pas besoin d'un grand nombre de signes pour reconnoître cette affection. L'impossibilité de mouvoir l'épine en tout ou en partie, la résistance qui empêche, d'une manière invincible, les mouvemens de flexion et d'extension, suffisent pour la caractériser, en y joignant, d'ailleurs, la connoissance des circonstances antécédentes. Quelquefois aussi il y a difformité apparente; le plus souvent, en effet, l'épine est fortement courbée; dans d'autres cas, elle forme un angle aigu en arrière.

L'Ankylose du Rachis n'a pas d'autre inconvénient que d'empêcher quelques mouvemens ou de produire une difformité. Mais bien souvent elle est une terminaison favorable de certaines affections, et le chirurgien doit mettre tous ses soins à l'obtenir.

---

(1) Duverney, *Mal. des os*, t. 2, p. 117.

ARTICLE QUATRIÈME.

De la Carie des Vertèbres, de la Gibbosité et des Abcès par congestion qui en sont les suites.

§. Ier.

OBSERVATIONS PARTICULIÈRES.

1°. *Carie vertébrale avec abcès par congestion, guérie* (1).

Un jeune homme, âgé de quinze ans, ressentit dans le mois de messidor an 12, peu de temps après la manifestation de la puberté, de vives douleurs vers le bas du dos, du côté droit. Elles diminuoient lorsqu'il exerçoit sur le point douloureux une constriction assez forte avec une serviette dont on environnoit le tronc. Il éprouva quelques accès d'une fièvre irrégulière, et fut pris tout d'un coup d'un appétit vorace, qui cessa subitement. Les douleurs se dissipèrent : au mois de brumaire de l'an 13, elles se réveillèrent plus vives ; en même temps une

(1) Richerand, *Nosog. Chirurg.*, tom. IV, p. 212.

petite tumeur se manifesta au bas du dos, du côté droit, des cataplasmes de graine de lin furent appliqués. Les chirurgiens les plus habiles furent consultés; tous déclarèrent que c'étoit un dépôt par congestion, qu'on ne devoit ouvrir qu'à la dernière extrémité. Les parens du malade l'amenèrent à M. le professeur Richerand : la tumeur étoit alors tendue, saillante, très-douloureuse, et le foyer lui parut être au-dessous du muscle très-large du dos. La violence des douleurs, l'insomnie, le gonflement extrême le déterminèrent à l'ouvrir. Il y plongea la lame d'un bistouri à phymosis, il en sortit environ une demi pinte d'un pus inodore. Le malade fut mis à l'usage d'une forte décoction de patience, dont il buvoit une pinte chaque jour, soit pure, soit mêlée au vin. Chaque matin, il prenoit douze grains d'extrait de Kina préparé suivant le procédé de Lagaraye; en outre, il buvoit trois onces de vin de Kina, et une demi pinte environ de vin ordinaire. Ces fortifians ont été continués pendant plus d'une année qu'a duré le traitement, on y a même ajouté dans la suite le vin d'Absynthe et le syrop antiscorbutique.

Le lendemain de l'opération, rien ne sortit par l'ouverture, la tumeur se forma de nouveau, la fièvre et l'agitation furent extrêmes. Trois jours après, le malade ayant fait un effort, l'abcès se vuida complètement; des flots d'un pus horriblement fétide inondèrent sa couche et remplirent la chambre d'un tel méphitisme, que deux personnes présentes furent près de s'évanouir. Depuis lors la fièvre colliquative fut continuelle, malgré l'usage constant des amers. Les digestions furent troublées; le pied, la jambe et la cuisse gauche furent frappés d'œdême; des douleurs se faisoient sentir par intervalles le long du dos et dans les parois de la poitrine, une toux fatigante et continuelle s'y joignit, avec expectoration de crachats abondans, puriformes, verdâtres, tout-à-fait semblables, pour la couleur et l'odeur fétide, au pus qui couloit alors en très-petite partie par la plaie. Cette évacuation abondante soulagea le malade, l'enflure du membre inférieur se dissipa, l'appétit revint, les forces se rétablirent, le pus commenca à couler de nouveau par la plaie, les crachats cessèrent, mais reparurent quatre fois dans le courant des mois suivans. Il y avoit évidemment correspondance alternative entre l'écoulement du pus par la plaie et son passage à travers les poumons; de sorte qu'aussitôt qu'on voyoit la plaie se fermer, des douleurs vives dans la poitrine, avec oppression et difficulté de respirer, annonçoient que l'expectoration purulente ne tarderoit pas à s'établir. Le stylet, introduit par la fistule, se dirigeoit d'une part vers la colonne vertébrale, et d'autre part vers la poitrine le long de la huitième côte. Huit mois environ après l'opération, la plaie cessant de fournir du pus, les douleurs thoraciques n'amenèrent pas le crachement ordinaire, une nouvelle tumeur se manifesta à la partie antérieure, inférieure et droite de la poitrine. Couverte de cataplasmes émolliens, elle s'éleva, offrit une fluctuation égale dans tous ses points, s'ouvrit et donna issue à une pinte environ d'un fluide semblable au pus que rendoit l'abcès primitif; dès lors le malade se sentit notablement soulagé. Pendant quelques mois encore, le pus a coulé alternativement par la nouvelle et par l'ancienne fistule; sa quantité a chaque jour diminué, enfin le malade a grandi, recouvré de l'embompoint et des forces; les ouvertures se sont cicatrisées, et vingt mois environ, après l'ouverture de son abcès, il se trouva parfaitement rétabli, ne conservant d'une maladie mortelle qu'une légère inclinaison du tronc sur le côté droit. La persévérance dans l'usage des fortifians et des amers, l'air de la campagne qu'il a respiré, dès que ses forces lui ont permis de quitter Paris, et par-dessus tout, les efforts de la nature, si puissante à cet âge, malgré la foiblesse naturelle d'un tempérament lymphatique, ont concouru à cette guérison aussi rare qu'inespérée.

En recherchant avec soin les causes auxquelles la maladie pouvoit être imputée, M. Richerand ne put que soupçonner un coup reçu dans le dos, quelque temps avant la manifestation des douleurs, et l'habitude de la masturbation, vice auquel le malade proteste néanmoins ne s'être livré en aucun temps de sa vie.

2°. *Carie des Vertèbres à la suite d'un effort* (1).

Un homme de cinquante-un ans, d'un tempérament sain et robuste, et de complexion maigre, sentit un craquement subit à la région des lombes, dans un effort qu'il fit en travaillant à la terre : ce craquement fut suivi d'une douleur si forte, qu'il tomba sans connoissance. Revenu de cet état, il ne s'aperçut

---

(1) Sabatier, *Hist. de l'Acad. roy. des Sciences*, 1775, p. 7.

plus que d'un sentiment de pesanteur et d'engourdissement à la partie où il avoit éprouvé de la douleur : cet engourdissement ne l'empêchoit pas de vaquer à ses occupations ordinaires, et d'avoir ses mouvemens libres, seulement, lorsqu'il étoit assis, il étoit obligé de prendre quelques précautions, et de s'appuyer sur ses mains pour se relever. Deux mois et demi après cet accident, il eut des douleurs vives; il étoit obligé de s'appuyer sur un domestique pour faire quelques pas.

Dans cet état, il fit une chute, et tomba sur les fesses; dès ce moment, les extrémités inférieures, le rectum et la vessie ont été frappés de paralysie; ses excrémens et ses urines, après avoir été retenus pendant quelques jours, sont sortis involontairement; la gangrène est survenue à l'endroit de l'os sacrum, et le malade, encore plein de force et d'esprit, s'est épuisé peu-à-peu, et est péri au bout de quarante jours.

A l'ouverture de son cadavre, on a trouvé le corps de la deuxième vertèbre des lombes, en comptant de haut en bas, presqu'entièrement détruit, de sorte qu'elle paroissoit comme fracturée en travers; et celui de la quatrième profondément corrodé du côté gauche, et rempli, ainsi que le lieu qu'avoit occupé la seconde, par une matière putréfiée, qui n'avoit affecté que le périoste et l'enveloppe ligamenteuse, dont ces os sont couverts, sans s'étendre à leurs cartilages intermédiaires et aux parties osseuses. Une personne digne de foi, qui a connu le malade pendant tous les temps de sa vie, et qui n'ignore rien de tout ce qui le concerne, a assuré M. Sabatier, auteur de cette observation, que cet homme n'avoit jamais eu d'humeur extérieure, ni de maladie vénérienne, et qu'il avoit constamment joui de la santé la plus ferme et la plus vigoureuse; l'espèce de fracture aux vertèbres, dont il est mort, parut cependant devoir être attribué à un vice interne, sans lequel il n'est pas probable qu'elle ait pu survenir à l'occasion de l'effort que le malade a fait en bêchant; autrement, cet accident seroit aussi commun qu'il est extraordinaire. Mais quel est ce vice capable d'altérer et de détruire la substance des os, sans jamais s'être annoncé par aucun symptôme extérieur, et comment s'est-il porté sur la seconde et la quatrième vertèbre des lombes sans avoir affecté les autres os? Cette question paroît à

M. Sabatier du nombre, malheureusement infini, de celles auxquelles il est impossible de répondre d'une manière satisfaisante.

3°. *Observation sur une foiblesse des extrémités inférieures à la suite d'une gibbosité de la colonne vertébrale, guérie par l'usage de l'émétique* (1).

Charles Janiot, âgé de sept ans, tomba à la renverse sur les marches d'un escalier, vers la fin d'octobre 1791. Quelque temps après cette chute, il ressentit, par intervalle, des douleurs dans les cuisses et les jambes. Ces parties s'affoiblirent, et l'enfant ne put marcher qu'incliné en devant. Ces accidens augmentèrent peu-à-peu, jusqu'au 23 avril 1792, que les parens aperçurent, pour la première fois, une tumeur indolente vers les dernières vertèbres dorsales. Cet enfant fut apporté à l'Hôtel-Dieu le 30 du même mois, à l'occasion d'une nouvelle chute sur le dos, qu'il venoit de faire dans le même escalier, et qui avoit augmenté les douleurs et la foiblesse des extrémités inférieures.

---

(1) Vincendon, *Journ. de Chir. de Desault*, t. III, p. 299, 1792.

Les apophyses épineuses des dernières vertèbres dorsales faisoient une saillie beaucoup plus grande que dans l'état naturel. La peau des extrémités inférieures étoit peu sensible; l'enfant se soutenoit encore sur ses jambes, mais il ne pouvoit marcher qu'avec beaucoup de difficulté.

Le lendemain de l'arrivée de ce malade à l'Hôpital, on l'évacua, au moyen d'un grain d'émétique dans une pinte d'eau de veau; et cela seul suffit pour dissiper les douleurs des extrémités inférieures. On l'émétisa de nouveau le quatrième jour, et l'on substitua à l'eau de veau, dont il avoit fait jusqu'alors sa boisson ordinaire, une légère infusion de bourrache et de chicorée, qui lui paroissoit plus agréable au goût. La foiblesse des extrémités se dissipa promptement; et l'enfant put se promener dès le huitième jour. On lui donna le seizième un troisième grain d'émétique, qui l'évacua copieusement. Ses forces augmentèrent ensuite de jour en jour, et l'enfant sortit le vingt-six marchant aussi facilement que s'il n'avoit point eu de gibbosité.

4°. *Carie des Vertèbres chez un homme âgé* (1).

Un ancien vicaire d'une paroisse de Paris, âgé de cinquante-huit ans, d'une constitution délicate, homme de lettres, et chez lequel les affections de l'ame furent toujours très-vives, avoit, depuis très-long-temps, le dos tellement voûté, que sa tête tomboit en avant, et que son menton posoit sur sa poitrine. Cette mauvaise conformation ne produisit pendant bien des années qu'un peu de gêne dans la respiration, et une petite toux sèche. Un jour, il tomba de la hauteur de plusieurs pieds sur le pavé; mais cette chute ne donna lieu à aucun accident remarquable; peu de temps après, et sept mois avant que le malade se rendît à l'Hôpital, il eut une pleurésie grave, à la suite de laquelle il éprouva beaucoup plus de difficulté à respirer qu'auparavant, la toux étoit aussi plus forte et plus fréquente, surtout dans la position couchée. Quand il vint demander

---

(1) Cette observation est encore tirée de la collection de M. Le Roux, Doyen de la Faculté. Elle a été recueillie à la Clinique de M. le Baron Corvisart, dans le mois de pluviose, an VI de la Répub.

les soins de M. Corvisart, il éprouvoit tant de gêne dans la respiration qu'il ne pouvoit marcher, faire des mouvemens ou prononcer quelques paroles sans éprouver de la suffocation; il étoit dans un état de grande foiblesse, il ne pouvoit dormir, parce que la toux le tourmentoit, quand il étoit couché; cette toux n'étoit accompagnée d'aucune expectoration. Le pouls étoit petit et fréquent, l'appétit très-foible. On voyoit, à la partie inférieure de la région dorsale, dans la portion la plus saillante de la courbure que présentoit la colonne vertébrale, l'apophyse épineuse d'une vertèbre comme détachée des autres, et très-proéminente; le côté gauche de la poitrine rendoit un son sourd, quand on le frappoit avec la main, et le malade éprouvoit de la douleur de ce côté : il désira un moxa, qu'on ne lui refusa pas, et qui n'eut d'autre effet que de le fatiguer inutilement; l'affoiblissement fit des progrès rapides, cependant les extrémités inférieures ne devinrent pas paralysées, et le malade se leva encore la veille de sa mort.

A l'ouverture du corps, on trouva la cavité gauche de la poitrine remplie de sérosité, le poumon de ce côté aplati et appliqué sur le péricarde et le médiastin; toute sa surface, ainsi que la surface interne de cette cavité recouverte d'une substance grisâtre, élastique, épaisse, de plusieurs lignes; la substance du poumon contenoit quelques grains de consistance pierreuse : la cavité droite de la poitrine n'a rien offert de particulier; la substance des deux poumons étoit d'un rouge très-foncé; il y avoit un amas de pus sur les parties latérales des huitième et neuvième vertèbres dorsales, et à la partie antérieure des têtes et des cols des côtes correspondantes; le pus étoit d'une consistance épaisse, il avoit fusé du côté gauche, en arrière, jusqu'entre les faisceaux du muscle long dorsal. La tête et la partie postérieure des septième, huitième et neuvième côtes du côté droit, et celles des huitième et neuvième du côté gauche étoient cariées : le corps de la huitième vertèbre dorsale, et celui de la neuvième étoient aussi cariés dans la partie correspondante à la substance intervertébrale qui les unit, et cette substance, quoique défigurée, en partie ossifiée, percée dans son milieu, s'apercevoit entre les deux vertèbres, en partie aussi détruites par la carie : la portion restante du corps de la huitième vertèbre étoit entièrement séparée de la lame postérieure de cette vertèbre, et c'étoit l'apophyse épineuse de cette vertèbre qui, entraînée par le poids de la portion supérieure de la colonne vertébrale, formoit la saillie qu'on remarquoit dans la rangée de ces apophyses.

5°. *Carie des Vertèbres avec abcès par congestion à la cuisse* (1).

Une femme de trente-un ans sentoit, depuis deux ans, une douleur fixe dans les vertèbres des lombes, sans dérangement sensible dans ces parties. Elle portoit, depuis plusieurs mois, une tumeur au côté interne et supérieur de la cuisse gauche. Après quelques délais, on y pratiqua une large ouverture; il n'en sortit que du pus de bonne qualité. Le lendemain déjà, l'appareil et trois draps de lit, pliés en plusieurs doubles, étoient inondés d'une sérosité rousse et puante; elle continua de sortir par la plaie en aussi grande quantité pendant le reste du traitement, qui ne fut pas long, car le vingtième jour, la fièvre hectique emporta la malade. On trouva les corps et les cartilages des deuxième et troisième vertèbres lom-

(1) Aurran, *Journ. de Méd.*, t. 37, 1772, p. 254.

baires cariés, et servant de fond à deux sinus qui se portoient dans les fibres du muscle psoas; un seul venoit aboutir au dehors de l'abdomen.

6°. *Carie des vertèbres avec abcès par congestion à la fesse* (1).

Un homme de trente ans, après une chute sur les fesses, se plaignit, pendant long-temps, d'une douleur fixe dans les lombes, mais elle ne l'obligea à garder le lit qu'au bout de deux ans. Dans le courant de la quatrième année, on lui ouvrit deux dépôts symptômatiques, un à chaque aîne; ils furent cicatrisés au bout d'un an, et le malade parut guéri pendant le même espace de temps. Mais il ne tarda pas à se remettre au lit avec un nouveau dépôt sous la fesse droite; il fut ouvert, et cet homme périt le cinquième jour. Le cartilage, commun à l'os sacrum et à la dernière vertèbre, étoit détruit, et ces deux os cariés dans leurs surfaces correspondantes : les autres vertèbres lombaires étoient gonflées.

De chaque côté de la carie, partoit un sinus qui traversoit le muscle psoas Celui du côté droit, parvenu deux pouces au-dessous du col

(1) *Idem*, *ibid.*

du fémur, se courboit de devant en dedans, d'où il passoit en spirale autour de l'os, pour se venir rendre dans le dépôt ouvert : le gauche se divisoit en deux branches, l'une aboutissoit à l'aîne, où étoit une ancienne cicatrice ; l'autre descendoit dans le petit bassin d'où elle sortoit, au-dessous de l'échancrure ischiatique, pour se rendre dans le dépôt ouvert. Celui-ci étoit donc un véritable réservoir détourné, vers lequel le pus, ayant abandonné sa marche primitive, s'étoit dirigé, ce qui avoit donné lieu à l'espèce de guérison illusoire, dont il a été parlé.

7°. *Carie des Vertèbres avec abcès par congestion, ouvert dans la vessie* (1).

Un soldat français tomba dans les remparts d'une ville de guerre et reçut une contusion à la région lombaire, qui fut suivie de carie de la troisième vertèbre. La maladie dura deux ans ; elle produisit un dépôt symptomatique dans le haut d'une cuisse, et une fistule qui s'ouvroit à travers la prostate, dans le col de la vessie, ce qui occasionna long-temps une rétention d'urine à laquelle on ne pouvoit

(1) *Idem*, *ibid.*

remédier qu'à l'aide du cathétérisme, ce qui déterminoit la sortie d'autant de pus que d'urine.

8°. *Carie vertébrale guérie, malgré l'existence d'un abcès par congestion* (1).

Une fille de trois ans, scrophuleuse, eut une saillie de la sixième vertèbre dorsale avec tous les accidens ordinaires et un dépôt froid, suivi de fièvre lente, dévoiement, taches scorbutiques sur tout le corps, et extrême émaciation. Au quinzième mois de la maladie, le dépôt s'étendoit depuis la sixième jusqu'à la onzième vertèbre dorsale : la fluctuation étoit manifeste. Le chirurgien connoissoit le danger d'évacuer le pus; cependant il traversa par un séton la tumeur de haut en bas; et il administra l'écorce du Pérou et les toniques. Au bout d'un mois, il y avoit un mieux manifeste, le scorbut avoit disparu, mais on supprima le séton, dont les plaies restèrent pourtant fistuleuses, donnant un pus noir et sanieux. Un an après l'opération, il sortit plusieurs esquilles et la cicatrisation des fistules suivit de près, trente mois après l'origine de la maladie. La

(1) Degland, *Journ. de Méd.*, *Chir. et Pharm.*, tom. 9, p. 68.

gibbosité avoit persisté ; cependant à douze ans, cette fille étoit forte et bien portante.

9°. *Carie à la région cervicale méconnue* (1).

Une fille de vingt-deux mois avale, en mangeant sa soupe, un petit os triangulaire, qui s'arrête dans le pharinx : aussitôt cris aigus, quintes de toux, vomissemens, altération de la voix ; mais, dès le soir, tout paroît calmé, et les souffrances ont disparu. Le lendemain cependant le col est plus volumineux, la tête est de côté, mais en quelques jours le gonflement disparoît par l'application de cataplasmes émolliens. Le vingt-troisième jour, la tête est encore inclinée, la respiration est sifflante, la toux fréquente et pénible, l'haleine fétide ; l'enfant indique la tête comme le siège du mal. Ne sachant que penser d'une semblable affection, penchant à croire à l'existence d'un corps étranger dans le larynx, ou à une luxation des vertèbres, le chirurgien soupçonne enfin le croup chronique, et traite en conséquence : les accidens augmentent, les apophyses transverses des premières vertèbres cervicales font saillie

(1) Fleury, *Journ. de Méd., Chir. et Pharm.*, tom. 13, p. 176.

à gauche; il administre les anthelmintiques et et les antispasmodiques sans plus de succès. Des frictions avec la pommade napolitaine et l'application d'un moxa derrière le col amènent du mieux; mais néanmoins le dégoût, la fièvre lente, le marasme ne tardent point à survenir. Au bout de trois mois, un petit os, recouvert d'un enduit blanc fétide, sort dans un accès de toux, sans que l'enfant eût reudu du pus, ni par les selles, ni par l'expectoration; la cause de la maladie devient ainsi connue, mais il n'en résulte aucun soulagement, et la mort arrive le quatrième mois.

Vis-à-vis la troisième vertèbre cervicale, la paroi postérieure du pharinx est percée par une ouverture ronde, pouvant admettre une algalie de femme, se dirigeant de haut en bas, et ayant des bords cicatrisés et arrondis. Cet orifice conduit dans une vaste cavité formée aux dépends du corps des deuxième, troisième et quatrième vertèbres cervicales, qui sont cariées; les membranes de la moëlle semblent altérées.

10°. *Carie des Vertèbres avec formation d'un abcès dans les poumons* (1).

Fabrice de Hilden parle d'un jeune garçon qui périt phthisique à seize ans, étant bossu et asthmatique depuis sa naissance. Il prétend que toutes les altérations que l'inspection cadavérique lui avoient montrées, n'étoient que les effets d'une cause intérieure, dont il plaçoit le siège dans le crâne. Ayant remarqué que le volume de la crête ethmoïdale étoit si prodigieusement augmenté, qu'elle bouchoit exactement les conduits excréteurs de la pituite, même après l'ébullition du crâne, il jugea que ce prétendu fluide, en se portant vers la moëlle épinière, avoit produit la gibbosité par le relâchement des vertèbres et de leurs cartilages. Il ne restoit des troisième, quatrième, cinquième, sixième et septième vertèbres dorsales, principalement des trois intermédiaires, que les lames et les apophyses, le corps de ces os étant détruit par la carie, et divisé en quatre ou cinq pièces, qu'on trouva, avec la plus grande surprise, dans la substance même du poumon ; car cet organe avoit un ulcère sur sa face dor-

(1) Fabricius ab Hild., *cent. V*, *obs.* 45.

sale assez considérable pour contenir tous ces fragmens osseux qu'avoient attiré ses moumens alternatifs. On juge aisément, par l'ensemble de l'observation, que le vice scrophuleux étoit la cause véritable de la carie et de la gibbosité, et du ramollissement presque général des os, ainsi que de l'énorme volume de la crète ethmoïdale, et des lames osseuses qui se rencontrent dans les fosses nasales.

§. II.

De la Carie des Vertèbres en général.

Une maladie terrible, ayant son siège dans le corps des vertèbres, que la carie détruit par degrés, attaque les deux sexes et tous les âges, et met ordinairement un terme à l'existence de ceux qu'elle atteint, mais seulement après qu'ils ont été long-temps inutiles à eux-mêmes, et à charge aux autres, ce qui, de tous les états possibles, est sans aucun doute le pire : c'est un vrai principe de destruction dont on ne peut, ni changer, ni arrêter le cours. Cette maladie a été désignée, par Sauvages, sous le nom de *Cyphosis paralytica ;* par Pott, sous celui de *paralysie des extrémités inférieures accompagnant nne courbure de l'épine* (1); par Jérôme Fabricio d'Aquapendente, sous celui de *Gibbositas*, que Guy de Chauliac (2) et Ambroise Paré ont aussi employé. Enfin, Baumes l'a appelée *Vertebralitis*, et nous la connoissons communément, en France, sous la dénomination de *mal vertébral*, ou de *maladie de Pott.*

Quoique le plus souvent, on ne puisse être qu'oisif spectateur de ses progrès funestes, il convient, néanmoins, de se bien pénétrer des causes qui la produisent, des signes qui l'annoncent, et des effets par lesquels elle se manifeste, et contre lesquels l'expérience journalière a reconnu l'insuffisance de presque toutes nos ressources hygiéniques, l'inutile profusion de nos secours pharmaceutiques, et le danger de la plus grande partie de nos moyens chirurgicaux (3).

Elle consiste primitivement, comme je viens de le dire, dans le ramollissement ou dans la

---

(1) Pott., *Œuv. Chirurg.*, tom. 3, p 65.

(2) Guy de Chauliac, *Grande Chirurg.*, t. VI, doct. 2, ch. 3.

(3) *Voyez* Joffrion, *Diss. sur la Carie des Vert.*, Paris, 1801, p. 3.

carie du corps des vertèbres, et cette carie est si fréquente, elle a des suites si redoutables qu'on ne sauroit s'en occuper avec trop de soin. Tout semble, en effet, ici en favoriser le développement, principalement la structure spongieuse de ces os, qu'arrose une grande quantité de vaisseaux, et où la vie est par conséquent fort active; il en est d'eux comme des extrémités des léviers qui servent aux mouvemens de nos membres, et où la carie fait des progrès si rapides et si funestes.

On voit que, dans les diverses observations que nous avons rapportées, il ne s'en trouve point qui soient prises dans les auteurs anciens; il n'y a que peu de temps que cette maladie est connue d'une manière satisfaisante. Il ne faut pas s'en étonner : l'autopsie cadavérique pouvoit seule en donner une juste idée, et l'on sait tous les obstacles qui empêchoient les recherches des premiers médecins. Ce n'étoit point assez pour eux d'avoir à soulever le voile dont la nature se couvre, il leur falloit surmonter mille difficultés plus grandes les unes que les autres, et que leur opposoient l'ignorance et le fanatisme. On voit néanmoins par plusieurs endroits des livres d'Hippocrate, que cette affection ne lui étoit pas totalement inconnue;

on reconnoît la plupart de ses traits dans ce qu'il dit des luxations du rachis par cause interne; mais il indique des moyens de réduction qui prouvent qu'il étoit loin d'en posséder une exacte théorie, et qu'il n'y soupçonnoit guères l'existence de la carie. Ce n'est donc qu'à l'époque où l'étude de l'anatomie a jeté un jour nouveau sur l'étiologie des maladies, et où les ouvertures de cadavres ont multiplié les faits pathologiques, que nous devons voir le *mal vertébral* mieux observé, mieux décrit.

Fréquente chez les enfans, moins commune chez les adultes et rare chez les vieillards, la carie des vertèbres présente deux variétés bien distinctes, dans l'une elle est superficielle, c'est-à-dire, qu'elle attaque les lames extérieures de l'os; dans l'autre elle est profonde, elle en affecte toute la substance.

1°. *Carie superficielle.*

Dans cette variété la vermoulure des os est superficielle et étendue, la suppuration abondante; par les mouvemens que nécessite la respiration, le pus fuse dans le tissu cellulaire et va former un abcès par congestion : le Rachis conserve sa rectitude naturelle et les extrémités inférieures de toute leur force; mais dès que l'air pénètre dans l'abcès, la fièvre s'allume, le devoiement colliquatif survient, le malade tombe dans le marasme et meurt.

2°. *Carie profonde.*

Ici l'affection des os est moins étendue en largeur, mais elle est bien plus profonde, le pus moins abondant est le plus ordinairement résorbé à mesure qu'il se forme; la colonne épinière se courbe en avant, fait saillie en arrière, et produit ainsi gibbosité en même temps que foiblesse des extrémités inférieures et leur paralysie (1).

Rarement la maladie borne son action à une seule vertèbre, presque toujours plusieurs en sont simultanément affectées, et la gravité des accidens doit être en raison directe du nombre des vertèbres attaquées. Cependant Bell dit qu'on a remarqué que quand il n'y avoit qu'une seule vertèbre entreprise le malade étoit plus complètement privé de la faculté de mouvoir ses jambes, que quand il y en avoit un plus grand nombre de déplacées; ce qui est peut-être dû à ce que le dérangement d'un seul os

(1) Petit, *Propos. de Méd.*, Paris, 1806.

forme un angle plus aigu. et comprime par conséquent davantage la moëlle épinière (1).

Des causes de la Carie des Vertèbres.

1°. *Causes internes.*

Le virus vénérien semble être, pour les adultes, la cause la plus ordinaire de la carie des vertèbres. Parmi les ouvertures de cadavres, consignées par Portal dans son *traité du Rachitisme*, nous trouvons trois exemples de l'affection qui nous occupe, ayant pour cause bien connue le vice syphilitique. Chez les enfants elle dépend le plus souvent des scrophules (2), et ne pouvons-nous pas être autorisés à croire que celles-ci mêmes sont transmises aux enfans par des parens affectés de syphilis? Un grand nombre d'observations, dit le professeur Richerand, (3) m'invite à affirmer que l'affection semble s'être transformée en passant des pères aux enfans, victimes de leurs débauches.

Le scorbut peut aussi être une cause de carie vertébrale ou d'abcès par congestion. On sait quelle tendance ce vice a à se porter sur les os

---

(1) Bell., *Cours de Chirurg.*, tom. VI, p. 173.

(2) Lassus, *Path. Chir.*, tom. 1, p. 169.

(3) Richerand, *l. c.*, tom. 1, p. 310.

spongieux pour les carier ; cependant cette cause est loin d'agir aussi fréquemment que les écrouelles, et un auteur moderne assure que dans un lieu de Hollande, où une quantité prodigieuse de scorbutiques avoit été rassemblée, trois seulement étoient atteints de vertèbralitis. (1)

Les éruptions cutanées sont encore une cause fréquente de la carie des vertèbres. On la voit souvent venir à la suite de la variole ou de la rougeole mal traitées, ou dont la marche a été irrégulière. (2) Quelques praticiens ont même pensé que l'inoculation, loin de prévenir un semblable accident, ne pouvoit que le déterminer. (3) Une blennorrhagie urétrale supprimée peut encore causer un rhumatisme lombaire chronique avec carie des vertèbres (4).

La goutte, qui semble exercer une sorte d'affinité avec les parties blanches et les os, produit quelquefois aux vertèbres des caries profondes. Morgagni, dans son immortel ouvrage, nous en a conservé quelques exem-

---

(1) Barherachted, *sur le Scorbut*, §. 40.

(2) Ledran, *Obs. de Chirurg.*

(3) Joffrion, *l. c.*, p. 23.

(4) Lassus, *l. c.*, p. 169.

ples. (1) Il n'est pas moins certain que le *lumbago* simple peut aussi donner lieu à des affections semblables.

Mais la cause la plus fréquente, comme la plus malheureuse du mal de Pott, est la masturbation, ainsi que l'a très-souvent répété dans ses cours de clinique, M. le Professeur Boyer. On sait en effet que chez les adolescens, où les organes jouissent d'une énergie plus grande, d'une sensibilité plus exquise, ils peuvent exercer l'un sur l'autre une influence plus directe : ceux de la génération semblent être alors un foyer, d'où partent sans cesse des irradiations qui animent toute la machine; or l'habitude destructive d'Onan les irrite encore davantage, et y établit un état fluxionnaire en vertu duquel le reste de l'économie doit être beaucoup affoibli ; appelées trop souvent vers eux, (2) les humeurs y déposent des matériaux dont la plus grande partie étoit destinée pour l'entretien et pour l'accroissement de tous les autres organes. (3) L'abus du coït doit par consé-

---

(1) Morgagni, *de causis et sed. morb.*

(2) *Ubi stimulus, ibi fluxus.* Hippoc.

(3) J'avoue que je ne sais comment rendre raison du phénomène particulier en vertu duquel les vertèbres,

quent produire un effet analogue ; et c'est ce que l'expérience démontre tous les jours, surtout pour les personnes qui se livrent à cet acte dans la station (1) : car de cette manière, dit le célèbre Tissot, on perd ses forces par deux moyens à-la-fois (2).

Tout le monde sait que dans les tumeurs anévrismales de l'artère aorte, le sac, situé audedans de la poitrine, vient faire saillie au dehors, en conséquence de l'érosion des côtes et de celle du sternum, ou porte son action en arrière sur les vertèbres, dont la substance se trouve détruite à une profondeur plus ou moins grande. On peut voir, dans les collections de la Faculté, un exemple d'un pareil cas, dans lequel plusieurs vertèbres sont détruites dans leur corps. Dans une dissertation, soutenue à la faculté de médecine de Strasbourg (3), il

---

plutôt que les autres os spongieux, sont lésées par ce vice malheureux. Cela tiendroit-il à une irritation lente et à une sorte d'inflammation chronique du Rachis ? Je l'ignore : je me contente d'énoncer les faits.

(1) *Usus coitûs stando lædit : nam musculos et eorum utilem perspirationem diminuit.* Sanctorius.

(2) Tissot, *Onanisme*, 1770, p. 113.

(3) Arnaud Espanhon, *Diss. sur un cas pathol.* in-4°., 1802.

est rapporté qu'un anévrisme de l'aorte pectorale avoit mangé la plus grande partie du corps des vertèbres dorsales; la perte de substance s'étendoit jusqu'aux membranes de la moëlle. J'ai eu occasion de voir de ces faits deux ou trois fois; et je puis affirmer qu'on ne peut pas donner à cette affection des os le nom de carie ; elle n'y ressemble absolument que par la déperdition de substance : mais les os ne sont pas abreuvés d'une plus grande quantité de sucs que dans l'état naturel ; ils n'ont pas été primitivement ramollis ; il ne se forme pas de pus ; la surface mise à nu est lisse et consistante ; les ligamens intervertébraux seuls offrent moins de résistance. Il y a aussi bien loin de là à la carnification des os, et je ne puis être sur ce point de l'avis de J. L. Petit. (1) Quelques auteurs n'ont pas balancé à attribuer cet effet au sang, qu'ils ont dit avoir une vertu corrosive ; d'autres, à une sorte de suppuration dont on ne voit pas de traces. Mais le professeur Sabatier (2) avoue que la cause immédiate en est fort obscure ; et l'on ne me verra pas entreprendre d'y jeter quelques clartés. L'expérience

---

(1) *Mal. des os*, tom. 2, chap. 16.

(2) *Méd. opér.*, tom. III, p. 204, prem. édit.

nous apprend qu'un mécanisme analogue produit une pareille usure sur les os du crâne dans les fungus de la dure-mère (1). A l'ouverture des corps, on ne trouve aucun détritus de ces portions osseuses; probablement qu'elles sont reprises par les vaisseaux absorbans.

2°. *Causes externes.*

On peut ranger parmi elles les chutes sur la colonne vertébrale, un coup violent reçu sur cette partie, une entorse des os qui la composent (2), des efforts pour soulever de lourds fardeaux, en un mot, tout ce qui peut produire un point d'irritation, soit sur l'os lui-même, soit sur ses ligamens.

Est-il probable que lorsqu'une inflammation locale a fait naître un abcès dans le voisinage des vertèbres, le pus puisse produire des effets dangereux par une sorte d'imbibition mécanique dans le tissu spongieux des os? Dans ce cas n'a-t-on pas pris l'effet pour la cause, ainsi que l'a remarqué M. Boyer? N'en est-il pas ici comme partout ailleurs? La carie ne doit-

(1) Bonn., *Thesau. ossium morb.*, p. 53.
Louis, *Mém. de l'Acad. de Chir.*, tom. V, *in*-4°.

(2) David, *l. c.*

elle pas être considérée comme préexistante? Jamais en effet le pus, liqueur douce et onctueuse, inodore tant qu'elle n'a pas éprouvé le contact de l'air, et qui ne jouit d'aucune propriété âcre et corrosive, ne détruit les parties dures ou molles, autour desquelles on voit ses collections se former (1).

Marche de la maladie.

Première variété.

Dans les premiers temps les malades éprouvent dans le dos et dans les lombes une douleur profonde et plus ou moins vive, que les gens du peuple et le vulgaire des praticiens, dit le professeur Richerand, regardent comme rhumatismale (2); elle subsiste plus ou moins long-temps, s'appaise quelquefois,

---

(1) Leçons de Clinique de Boyer, juin 1810.

(2) A ce premier degré, on distinguera la maladie du rhumatisme simple, en ce qu'elle a un caractère moins aigu, et en ce que celui-ci n'affecte aucune place fixe et déterminée, se portant tantôt sur l'une, tantôt sur l'autre partie. La suite en établit encore bien mieux la différence, puisque le rhumatisme ne se détermine jamais par la suppuration, mais par l'exsudation d'une matière lymphatique.

puis se renouvelle. Elle augmente communément par une pression extérieure, elle est quelquefois accompagnée de coliques et de ténesme.

« Au bout de quelque temps une tumeur « paroît à la partie inférieure du tronc; aucun « signe d'inflammation ne l'accompagne; mol- « le, circonscrite, indolente, elle offre dès « son principe une fluctuation égale dans tous « ses points (1). Son accroissement est lent, « mais en quelques mois elle parvient à un « volume énorme, offrant une forme hémis- « phérique diversement modifiée suivant la « résistance qu'opposent les parties voisines. « Cependant le tiraillement et la gêne qu'oc- « casionne une grande quantité de fluide ac- « cumulé, rendent sa présence douloureuse, « la peau s'enflamme et s'ulcère au sommet; « elle s'amincit, s'ouvre et laisse couler une « grande quantité d'un pus inodore plus ou « moins consistant et presque toujours mêlé de « caillots albumineux ». Ce pus sort plus abondamment lors des grands mouvemens de la respiration, et lorsque le malade est debout, que s'il est tranquille et couché. Il est très-rare

(1) Richerand, *l. c*, tom. IV, p. 209.

de voir l'épine se courber et les extrémités inférieures paralysées, alors même que la maladie est arrivée à cette période.

Cependant la quantité de pus paroît excéder de beaucoup celle que le volume de la tumeur sembloit indiquer. D'abord inodore, ce fluide se déprave bientôt et devient fétide par le contact de l'air; cette circonstance le rend irritant; l'air pénètre jusqu'au foyer d'où il émane; il survient une fièvre continuelle avec amaigrissement rapide. La couleur de la peau est changée, sa température semble s'élever et baisser tour-à-tour, selon que les bouffées de chaleur et les frissons se succèdent; la transpiration insensible paroît tantôt diminuée et tantôt remplacée par une sueur abondante et visqueuse. Le pouls est foible et irrité sans fréquence, les urines sont assez constamment troubles; chaque organe, chaque viscère, en participant ainsi au trouble général, semble avancer l'époque d'une mort à laquelle les malades succombent dans le dernier degré de marasme, ordinairement un mois ou deux après l'ouverture spontanée de la tumeur, rarement plus tard. Quelques-uns éprouvent, deux ou trois jours auparavant des crampes très-douloureuses, des convulsions, ou la paralysie des extrémités inférieures. Ce sont ceux dans lesquels le corps d'une ou de plusieurs vertèbres étant enfin complètement détruit par la carie, le pus fuse dans le canal rachidien, irrite et comprime la moëlle épinière (1)

Le pus que cette tumeur a fourni avoit fusé lentement sous le péritoine, en se frayant une route sinueuse; et il étoit produit par l'érosion ou la carie de quelques vertèbres entraînant quelquefois avec lui des parcelles d'os friables et cariées (2).

Les ouvertures des cadavres ont non-seulement permis de suivre les longues sinuosités, qui s'étendent du siège de la carie au foyer des abcès; elles ont appris en outre que les vertèbres attaquées étoient plus friables dans ce qui restoit encore de leur corps; que les cartilages et les ligamens résistoient quelquefois plus que les os aux progrès de l'érosion, et que le pus, en s'étendant au loin, multiplioit par ce moyen les points de carie (3).

Le pus pour former les abcès par congestion suit des routes variées, mais après s'être ras-

---

(1) Lassus, *l. c.*, p. 168.

(2) Lassus, *l. c.*, p. 167.

(3) Joffrion, *l. c.*, p. 16.

semblé en foyer, il conserve toujours des communications avec le siége de la carie. Quelquefois il s'épanche dans les grandes cavités et y forme un empyème. Marc-Aurele Sévérin (1) cite un malade qui étoit dans cas, et qui éprouvoit de la peine à respirer, de la dureté dans le pouls, de la tension dans les hypochondres, avec le dernier degré du marasme. Quelques instans avant de mourir, il expectora une grande partie du pus qui s'étoit accumulé dans le thorax.

Quelquefois le liquide formé pénètre dans la substance même des organes, et des viscères et trouve une issue au-dehors, par le moyen de l'expectoration, des selles ou des urines. On l'a vu aussi s'épancher sur le diaphragme. Il se dirige encore, mais rarement (2), dans la capsule articulaire de la cuisse, qui se trouve alors détruite, de même que les parties environnantes: d'où résultent la claudication, l'impuissance de mouvoir le membre, et la sortie de la tête du fémur hors de ses liens articulaires. Mais il est permis de penser que lorsque ce cas s'est offert à l'observation, il y avoit co-existence

(1) *De abscess. recond. nat.*, p. 79.

(2) Dreyssig, *Diagnos. méd.*, p. 263.

d'une carie vertébrale et d'une luxation spontanée de l'articulation coxo-fémorale, ce que peut très-bien admettre un sujet scrophuleux. Mais le plus souvent le pus glisse sous le péritoine le long du muscle psoas, au moyen de la gouttière que l'on remarque à son côté externe. Il passe par-dessous l'arcade crurale, et forme une tumeur à l'aine ou à la partie supérieure et interne de la cuisse (1). Alors on a quelquefois pris la maladie pour une hernie étranglée (2). Cependant on pourra distinguer ces deux maladies aux signes suivans :

1°. Dans l'abcès, il existe de la fluctuation; dans la hernie crurale, la tumeur est noueuse, pâteuse, inégale, ou dure et renitente, soit qu'elle se trouve formée par l'épiploon seul, ou par les intestins remplis d'excrémens.

2°. L'abcès paroît plus bas et plus large inférieurement lorsque le malade est debout, il s'affaisse lorsqu'il est couché; phénomènes qui n'ont pas lieu dans la hernie crurale (3).

3°. Les signes commémoratifs qui ont ac-

---

(1) Dreyssig, *l. c*, dit qu'on la vu quelquefois passer dans le scrotum.

(2) *Encycl. méthod.*, art. *Psoas.*

(3) Dreyssig, *l. c.*, p. 284.

compagné les deux maladies, contribuent aussi à rendre facile la distinction entre l'une et l'autre.

On a pris aussi quelquefois de semblables abcès pour des lipômes, et les aponévroses sous-cutanées pour leurs kistes. Cependant il est difficile de s'y tromper.

D'autres fois, le pus se précipite au fond du bassin, et s'en échappe par l'échancrure sciatique, ou à travers les fibres musculaires du releveur de l'anus, et forme abcès au pli de la fesse ou près du rectum. Il suit encore d'autres routes; on le voit fréquemment faire tumeur à la région lombaire, en soulevant l'aponévrose commune aux muscles vertébraux; il s'infiltre aussi quelquefois à travers le muscle iliaque, et carie l'os des hanches dans une grande étendue.

Du Pronostic.

En général on peut regarder les abcès par congestion comme des maladies essentiellement mortelles; l'expérience journalière le prouve; ici l'art et la nature sont également impuissans. Cependant il ne faut pas entièrement désespérer, si le malade étoit bien portant du reste, s'il n'étoit pas épuisé par la masturbation, et un exemple curieux de guérison, en pareille circonstance, est cité par un praticien célèbre (1). Une jeune fille de douze ans, déjà réglée, avoit une tumeur à la région lombaire, qui disparut par degrés dans l'espace d'un an, à mesure qu'une semblable tumeur se formoit sans douleur à la partie interne et supérieure de la cuisse : celle-ci s'amollit et s'ouvrit enfin d'elle-même en produisant un ulcère fistuleux, avec écoulement d'un fluide glaireux et abondant. Par la suite, la malade, en se baissant, ressentit aux lombes une douleur assez vive pour l'empêcher de se redresser. Une très-petite tumeur parut aussitôt vis-à-vis la jonction du sacrum avec l'os des hanches; elle grossit rapidement, et en peu de jours atteignit le volume d'un œuf. On l'ouvrit avec le caustique; le pus qu'elle renfermoit ressembloit à de la lie de vin; la sonde apprit que l'os étoit à nu et fort inégal : des portions d'os sortirent à plusieurs reprises, l'ulcère se resserra, et fut cicatrisé au bout de quelques mois. Celui de la cuisse commença à tarir aussitôt l'apparition de la tumeur lom-

(1) Lalouette, *Traité des Écr.*, tom. 2, p. 34.

baire; preuve évidente de leur mutuelle communication, et guérit promptement.

Du mode de traitement.

C'est ici surtout que la prophylaxie doit être employée avec avantage ; c'est ici surtout que l'on peut appliquer ce précepte *principiis obsta*; il faut tâcher d'agir avant que le mal ait fait des progrès, qui en pourroient rendre la guérison impossible. Il faut administrer tout ce qui recommandé contre les scrophules; les toniques, les amers, l'elixir de Peyrilhe, un bon régime, des viandes rôties, etc., conviennent dès les premières menaces de la maladie, chez les enfans qui ont le teint blanc, la peau fine, les lèvres grosses, gercées, les cheveux blonds, le système lymphatique très-prononcé, les formes arrondies, etc. Il faudra faire renoncer à leur pernicieuse coutume, ceux qui se livrent à la masturbation, il faudra faire changer de métier à ceux chez qui la profession semble produire cette affection.

Si on a lieu de la redouter à la suite d'un coup ou d'une chute, les saignées répétées suivant l'occurrence du cas, les sang-sues, les ventouses *loco dolenti*, le repos, une diète modérée, pourront la prévenir. Si la cause est rhumatismale on applique avec succès des vésicatoires volans, des cautères et même le *moxa*, qui eut peut-être conservé la vie au dernier Dauphin, à qui on ne voulut point le poser, et qui mourut d'une carie vertébrale horrible.

Si la carie existe, il n'y a plus rien à faire que la médecine symptômatique. Il faut néanmoins employer tout ce que l'on met en usage contre les tumeurs froides : si l'abcès est formé, quelle conduite devra-t-on tenir? Les meilleurs praticiens modernes sont là-dessus d'avis différens; les uns veulent qu'on l'abandonne à lui-même, les autres recommandent de l'ouvrir légèrement avec le bistouri. Les premiers rejettent aussi toute espèce de topiques. Cependant je crois qu'en suivant cette marche, on livre le malade à une mort certaine. Qui peut alors s'opposer aux progrès ultérieurs de la carie? Rien absolument. L'abcès, en s'ouvrant spontanément, offrira une plus large entrée à l'air, que si on y a pratiqué une ponction avec la pointe d'un instrument tranchant; et l'on sait quelles sont les suites funestes de l'introduction de l'air dans ces fistules. Aussi, quoique l'on ait fort peu d'exemples de réussite en employant le dernier moyen, je ne balancerois point à le mettre en usage ; il a réussi entre les mains de M. le Professeur Boyer, qui s'en servit chez un étudiant en médecine ; l'histoire que nous avons tirée de la *Nosographie chirurgicale* de M. le Professeur Richerand , en est encore une preuve.

Pour faire cette ouverture, je me conduirois comme l'a recommandé le célèbre et malheureux M. A. Petit, de Lyon ; je ferois une piqûre avec une aiguille à cataracte, et je poserois dessus la tumeur une ventouse , qui tireroit seulement la quantité de pus que l'on voudroit. On répéteroit plusieurs fois cette application.

Lorsque les fistules existent déjà, dans l'impossibilité de mieux faire, la cure palliative est la seule chose à tenter. J. Fabricio d'Aquapendente (1) l'indique de la manière suivante : il conseille d'injecter quelque dessicatif dans les trajets sinueux ; d'appliquer une éponge préparée dans une eau de chaux ou dans une dissolution de potasse. Le trou se ferme alors ; mais la fistule, qui semble guérie, ne l'est pas, puisqu'elle reparoît ensuite quand la tumeur

(1) Hier. Fabric. ab Aquap., *Oper. chir.*, *lib.* 3 , *de fist. incurab.*

a repris un certain volume. *Hâc mendosâ curatione interdùm ego usus sum*, dit-il, *ut verùm fatear, sed pro consolatione ægrotantium.*

Marche de la Maladie.

Deuxième variété.

Lorsque la carie vertébrale profonde attaque un enfant qui n'a qu'un ou deux ans, on n'en découvre ordinairement la vraie cause que quelque temps après que l'effet s'est manifesté. Cela arrive du moins ainsi de la part des parens et des nourrices, qui ne sont pas assez instruits, pour chercher cette cause où elle peut exister. On dit alors que l'enfant est extraordinairement lent à marcher, ou l'on s'imagine qu'il a éprouvé quelque lésion en venant au monde (1).

Si elle attaque un adulte ou un enfant assez âgé pour avoir été en état de marcher, il peut tantôt se manifester long-temps avant une altération sensible dans l'économie animale ; ou bien elle s'annonce plus immédiatement par la perte graduée, mais assez rapide cepen-

(1) Pott, *OEuv. Chir.*, tom. 3, p. 75.

dant, de l'usage des jambes. D'abord le moindre exercice fatigue le malade; il est languissant, nonchalant, il craint de marcher. Peu de temps après on observe qu'il bronche, qu'il chancelle souvent, quoiqu'il n'y ait rien sur son chemin qui en puisse être la cause. Toutes les fois qu'il essaie de se mouvoir avec vivacité, ses jambes se croisent l'une sur l'autre involontairement, ce qui le fait souvent tomber; et lorsqu'il s'efforce de se tenir debout et droit sans soutien, pendant quelques minutes, ses genoux cèdent et plient. Il est besoin de l'action continuelle des muscles extenseurs pour s'opposer à cette flexion, de-là vient la roideur du mollet et de la partie antérieure de la cuisse.

En même-temps il y a un engourdissement remarquable dans les membres inférieurs. Le malade ne peut bientôt plus, sans beaucoup de difficulté et sans un acte de sa volonté bien marqué, diriger l'un ou l'autre de ses pieds, précisément vers un point déterminé. Bientôt après cela les jambes et les cuisses perdent beaucoup de leur sensibilité naturelle et deviennent tout à-fait incapables de mouvemens. Cependant aucun signe extérieur et local ne s'est encore manifesté. La colonne vertébrale semble conserver sa direction naturelle. Cette première période dure plus ou moins long-temps; mais les progrès de la maladie sont bien plus prompts, si le malade est adulte, que s'il encore enfant.

Quelques circonstances essentielles font différer cette maladie d'une paralysie nerveuse ordinaire. Pott (1) a beaucoup insisté sur ces circonstances. « Les jambes et les cuisses, dit-« il, perdent, il est vrai, leur faculté de sen-« tir et de se mouvoir; mais elles n'offrent « point lorsqu'on les touche, cet état de mol-« lesse et de flaccidité qu'on distingue dans le « membre vraiment paralytique; et elles n'ont « ni ce relâchement apparent dans les articu-« lations, ni cette incapacité absolue de résis-« tance qui permet de le tortiller dans tous « les sens. Au contraire les articulations, cel-« les du pied en particulier, ont fréquemment « un degré considérable de roideur, en vertu « de laquelle les pieds des enfans sont ordi-« nairement pointés en bas, ce qui les empê-« che de les poser à plat sur la terre ». J'ai donné tout-à-l'heure la raison de cette roideur.

Une remarque faite par M. le Professeur

(1) Pott, *l. c.*, p. 77.

Boyer, c'est que lorsque la maladie est parvenue jusqu'à un certain degré, les malades ne peuvent plus faire parcourir à la colonne vertébrale ce grand arc de cercle qui porte le tronc en avant; s'ils veulent ramasser un corps qui repose sur le sol, ils fléchissent d'abord les extrémités inférieures, abaissent latéralement le bras, et saisissent ainsi de côté les objets dont ils veulent se procurer la jouissance.

Après ces premiers symptômes la scène change; le malade a l'épine courbée en devant, jamais latéralement; il ne peut la redresser et se tenir droit sans souffrir; quelques-unes des apophyses épineuses sont très-saillantes et produisent une gibbosité fort apparente. Alors on ne regarde plus la maladie comme purement nerveuse; mais on veut en rendre raison absolument; et ceux qui ne sont pas instruits, supposent que l'épine a été lésée en tirant ou en portant, ou en levant quelque corps pesant. Dans certains cas cette cause peut avoir eu lieu; mais bien plus souvent elle est si éloignée d'être la véritable, qu'en admettant qu'elle ait eu quelque part à la courbure de l'épine, il faut au moins chercher quelque cause prédisposante.

Cette courbure de l'épine varie en étendue,

en situation et en intensité. Elle a son siége au col, au dos, aux lombes; tantôt elle n'embrasse que deux vertèbres, tantôt trois ou davantage. Mais quelque soit le nombre des os intéressés, les extrémités inférieures seules en ressentent l'effet; au moins on connoît peu de cas où les bras aient été affectés: Pott cependant a vu deux malades dans lesquels les extrémités supérieures se sont trouvées paralysées, et quelques chirurgiens lui ont communiqué des observations semblables (1).

« Cet effet même est différent dans les divers « sujets. Quelques-uns perdent totalement la « faculté de marcher, même étant aidés. « D'autres peuvent faire un effort pour se mou- « voir avec le secours de béquilles, ou en « empoignant leurs cuisses avec leurs mains. « Quelques-uns gardent la faculté de se tenir « dans une position verticale, ou sur une « chaise sans beaucoup de peine et de fatigue, « tandis que cela est impossible à d'autres, « au moins pendant quelque temps. Ceux-ci « jouissent d'un tel degré de mouvemens dans « leurs jambes et leurs cuisses qu'ils peuvent « les mouvoir et les tourner dans le lit à leur

---

(1) Pott, *l. c.*, p. 110.

« volonté, ceux-là, privés de cet avantage, sont
« obligés de garder la même position. Lorsque
» le malade est un enfant naturellement foi-
« ble, et que la courbure est dans les vertè-
« bres du dos, il s'y joint assez fréquemment
« une autre difformité. Tout le dos devient
« bossu et à cause de l'altération que les os
« du thorax subissent quelquefois par l'effet
« de la flexion et de la foiblesse de l'épine,
« la taille se raccourcit (1) ».

Cependant le corps des vertèbres d'abord gonflé, et plus ou moins volumineux se ramollit; son tissu se détruit insensiblement, disparoit peu-à-peu sans qu'on en trouve de traces fort apparentes, sans qu'il se forme d'abcès par congestion, comme dans la variété précédente. L'os cependant n'offre plus un point d'appui suffisant au corps de la vertèbre placée au-dessus, celle-ci tombe faute de soutien en éprouvant, pour ainsi dire, un mouvement de bascule; son apophyse épineuse se redesse, et, soulevant les tégumens, forme à la partie postérieure du rachis cette tumeur dont j'ai parlé, et dont la saillie et l'étendue sont d'autant plus grandes que le nombre des vertèbres

(1) Pott, *l. c.*, p. 78.

cariées est plus considérable. Il résulte de ce mécanisme que la gibbosité est produite en grande partie, non pas par l'os affecté lui-même, mais par ceux qui lui sont contigus, et qui tendent à se rapprocher.

Cependant une fois que cette courbure est effectuée, les accidens augmentent; outre la paralysie, il se manifeste souvent des crampes et des convulsions aux membres abdominaux, indices certains d'un épanchement dans le canal vertébral, ou d'une pression exercée sur la moëlle. Quelquefois en effet le produit de la carie tombe dans le canal vertébral, baigne la moëlle, et produit en l'irritant les accidens dont je parle : d'autrefois elle est mise à la gêne dans l'endroit de la gibbosité, soit par l'angle accidentel qui s'y forme en raison de la destruction du corps d'une vertèbre, soit qu'un fragment osseux, par son développement, comprime l'origine des nerfs qui se rendent aux membres abdominaux (1).

On voit alors aussi survenir de la gêne dans la respiration, des dyspepsies, des constipations opiniâtres, des diarrhées, des flux involontaires d'urine et d'excrémens (2). L'appétit

(1) *V.* Joffrion, *l. c.*

(2) Pott, *l c.*, p. 80.

vénérien disparoît entièrement chez l'homme, les organes génitaux semblent s'atrophier, de même que les membres inférieurs, qui quelquefois s'infiltrent; des douleurs se font ressentir au bas du thorax et dans la région abdominale (1): des escarres se forment sur les parties que le poids du corps comprime; une suppuration abondante succède à leur chute; le dévoiement colliquatif, la fièvre hectique viennent mettre fin à une aussi malheureuse existence.

On attribue ordinairement la plupart de ces accidens à la difformité; mais réellement, dit Pott, il n'y a dans beaucoup de cas nulle pression exercée sur la moëlle : il prétend que celle-ci est toujours altérée idiopathiquement et antécédemment. « Un adulte en effet, ajoute-t il (2); dans le cas où nulle violence n'a « été reçue, vous dira que le premier avertissement qu'il ait eu, a été un sentiment de « foiblesse dans l'épine, accompagné d'une espèce de douleur sourde, et d'une lassitude « telle que le moindre exercice le fatiguoit; « que cela a été bientôt suivi d'un sentiment « extraordinaire de froid dans les cuisses, et

(1) Ducasse, *Diss. sur la Carie du corps des Vertèbres*, Paris, *in-4°.*, 1807, p. 14.

(2) Pott, *l. c.*, p. 107.

« d'une diminution apparente dans leur sensibilité : que, peu de temps après, ses membres ont été fréquemment agités par des pincemens particuliers pendant la nuit : enfin qu'à la suite il lui fut non seulement impossible de marcher, mais encore que la faculté de retenir ou d'évacuer ses urines et ses excrémens fut considérablement altérée ; qu'en même temps toutes les fonctions des organes de la digestion et de la respiration ont été très-altérées, et qu'il y avoit une douleur et un serrement continuel au creux de l'estomac. Par conséquent (1), la vraie cause de la maladie est un état morbide de l'épine, et de quelques-unes des parties unies immédiatement avec elle, et l'on trouvera toujours, en examinant attentivement, que cet état d'altération des parties aura précédé la difformité long-temps avant qu'elle paroisse. Ni le degré de la courbure (2), ni son étendue n'apportent en général aucune différence essentielle dans les symptômes. Mais la petite courbure, une fois parfaitement formée, est suivie des mêmes conséquences que la plus

(1) Pott, *l. c.*, p. 109.

(2) P. 117.

« considérable. Quoiqu'on puisse présumer (1) « que des symptômes ressemblant à la paralysie, accompagneroient une dislocation de « quelques-unes des vertèbres, ces symptômes « seroient fort différens de ceux qui affectent « les membres dans le cas précédent. La perte « de l'usage des membres n'est donc pas du « tout (2) une conséquence de la forme altérée « de l'épine, ou de la disposition respective « des os, mais simplement de la carie avec « affection idiopathique de la moëlle. Cette « vérité n'a pas besoin d'autre preuve que « celle qu'on tire de la guérison d'une courbure considérablement étendue, dans laquelle trois ou un plus grand nombre de « vertèbres étoient intéressées. Or, dans cette « courbure, la difformité reste constamment « et ne peut pas être détruite, quoique le « malade recouvre la santé et l'usage des « membres ».

J'accorde à Pott qu'un état maladif précède la carie, la difformité et la courbure : mais je ne lui accorde nullement que la moëlle soit affectée idiopathiquement : toujours elle est

(1) P. 118.

(2) P. 137.

malade en raison de cet état dont je parle, et cet état n'est autre chose que le gonflement des os, qui, avant la difformité, rétrécit le canal, et comprime la moëlle. Lorsque cette difformité a enfin eu lieu, c'est par le déplacement des vertèbres, ou par un épanchement de la matière de la carie dans le canal, que les accidens nerveux se perpétuent. M. Béclard, en 1810, a lu, à la Société d'Instruction médicale, l'histoire d'un enfant attaqué de cette maladie, qui ne pouvoit pas se soutenir sur ses jambes, mais qui marchoit fort bien, quand on lui entouroit les reins d'une ceinture. N'est-il pas ici évident que c'étoit en maintenant les os dans leur rectitude qu'elle produisoit cet effet? Pourquoi n'y a-t-il pas paralysie dans les cas de difformité de l'épine venue accidentellement dès la naissance, ou par des habitudes vicieuses, comme par l'usage des vêtemens mal faits? Naguère, à cause de l'emploi des corsets bien serrés, un grand nombre de femmes avoient le Rachis dévié, et cependant elles n'éprouvoient aucune infirmité. Cela n'est-il pas dû évidemment à ce que la difformité s'est effectuée sans gonflement des os, et sans que les vertèbres aient formé un angle? D'ailleurs, quand un abcès par congestion s'est opéré, il y a foiblesse des extrémités, parce que la moëlle n'est plus soutenue; mais il n'y a point paralysie véritable; en effet, les corps des vertèbres presque détruits ne compriment, en aucune manière, la moëlle, non plus que le pus, qui s'est épanché ailleurs que dans le canal rachidien. Seroit-il d'ailleurs bien étonnant que, dans un cas de carie vertébrale, l'érosion eût commencé par la face postérieure du corps des vertèbres, et que la matière eut rempli ainsi le canal avant qu'aucun autre symptôme, que la paralysie, ait eu le temps de se manifester?

Ce sont toutes ces raisons qui font que, si je crois, comme Pott, que la maladie ne vient pas de cause externe, j'affirme contre son sentiment, que la paralysie est toujours le résultat de l'affection des os.

Examen cadavérique.

L'ouverture des cadavres a prouvé, que le mode d'altération qu'ont éprouvé les vertèbres varie suivant le degré de la maladie. Dans ceux qui sont morts peu de temps après en avoir été atteints, on trouve les ligamens correspondans épaissis et relâchés, et le corps des vertèbres grossi et amplifié d'une manière sensible. Sa texture spongieuse permet l'introduction facile d'un stylet mousse, qui, en pénétrant, fait éprouver la sensation d'un bruit semblable à celui qui résulteroit de la destruction d'une foule de petites lames osseuses, dont cette substance ramollie seroit pour ainsi dire entrelardée. Dans quelques cas (1) on a trouvé la substance des vertèbres saine à l'extérieur, quoique cariée à l'intérieur.

A une époque plus avancée, les ligamens sont encore plus épaissis, plus relâchés et plus altérés; les corps des vertèbres plus grossis, plus amplifiés et plus disposés à la carie; les fibro-cartilages intervertébraux plus comprimés et amincis.

Lorsqu'enfin la maladie est arrivé à sa dernière période, le corps des vertèbres est entièrement carié; les fibro-cartilages, totalement détruits; tandis qu'une sanie fétide se trouve logée entre les os cariés et la membrane qui enveloppe la moëlle. J'ai tout récemment rencontré sur le cadavre d'une jeune fille que je disséquois, une disposition qui se voit encore fréquemment. Elle avoit une carie des vertèbres cervicales; au devant du lieu affecté, étoit une poche, dont les parois très-denses

(1) Portal, *Anat. méd.*, tom. 1, p. 301. Bertin, *Ostéologie*, t. 3, p. 67.

étoient formées par l'épaisissement et par l'application successive des lames du tissu cellulaire. Au dedans étoit une matière pultacée, grisâtre, produit évident de la carie des vertèbres. Pott (1) dit qu'en pareil cas, il a une fois trouvé, chez un adulte, les corps des trois vertèbres cariées entièrement séparés des autres parties, et nageant dans le pus. C'est une particularité analogue à celle que rapporte Fabrice de Hilden dans l'observation que nous lui avons empruntée.

Quelquefois cependant, au lieu d'un semblable état, l'os est atteint d'une carie sèche, d'une sorte de vermoulure dans laquelle les absorbans paroissent s'être emparé de ses molécules, de manière qu'il ne reste aucun débris de la destruction.

Pronostic.

Le pronostic de cette maladie est très-fâcheux, même dès son début : Οσφύος ἄλγημα ανευ προφασιος, πυκνὰ επιφοιτεον, κακοήθεος ἀῤῥωστιης σημειον. (2) Si la carie des lames et des apophyses

---

(1) *L. c.*, p. 84.

(2) *Lumborum dolor absque causâ manifestâ crebrò revertens, est signum morbi terrifici.*

Hipp., *Coac.* 322.

des vertèbres est quelquefois curable, celle de leur corps ne l'est presque jamais; la nature nous a appris qu'elle n'a pas ici de ces ressources surprenantes, qu'elle développe dans certains cas avec tant de succès : l'art est bien souvent impuissant.

Dans les cas les plus heureux, la guérison ne peut avoir lieu que par la soudure du corps de deux vertèbres qui se seroient rapprochées accidentellement par l'érosion d'une ou de plusieurs vertèbres intermédiaires, laissant au malade une gibbosité proportionnée au désordre. Hunauld (1) donne la figure de deux pièces dans lesquelles cette circonstance se rencontre, et Pott assure (2) que l'on ne doit attendre ni le moindre avantage, ni le moindre soulagement, ni la plus petite disposition à la guérison, que lorsque la carie est arrêtée, et que cette ankylose commence à réunir les os. Rien ne peut être plus incertain que le temps nécessaire pour la guérison de cette maladie Le même auteur assure l'avoir vu s'établir en deux ou trois mois; et dans d'autres cas elle a exigé deux années, dont les deux tiers se sont

(1) Hunauld, *Dissert. suprà cit.*

(2) *L. c.*, p. 123.

écoulés sans qu'il y eût aucun amendement sensible.

Mais quel succès pouvons nous attendre, quel espoir nous reste-t-il encore, et que n'avons nous pas à craindre si la maladie est parvenue à sa deuxième période, si le sujet qu'elle attaque est ou très-jeune, ou très-avancé en âge, et si elle reconnoît pour cause le vice scrophuleux ou le cancéreux (1)?

Thérapeutique.

Avant que le siège et la nature du mal vertèbral fussent connus, on ne s'occupoit que de l'impotence des extrémités inférieures, c'étoit sur elles seules qu'on dirigeoit le traitement.

On leur prodiguoit les vésicatoires et les irritans de toute espèce, tandis qu'on appliquoit sur le dos des machines propres à soutenir l'épine, et à corriger, disoit-on, ses courbures vicieuses. Non-seulement ces remèdes avoient l'inconvénient de l'inutilité, mais encore ils faisoient perdre un temps précieux, pendant lequel la maladie faisoit de rapides progrès. Aujourd'hui, c'est sur le lieu malade lui-même que les médecins dirigent leurs

(1) Ducasse, *Dissert. citée*, p. 17.

moyens curatifs, suivant la méthode des docteurs Cameron et Jeffrys de Worcester, que Pott a rendue publique, et dont il s'est servi avec tant de succès dans l'hôpital de St.-Barthélemi à Londres.

Or, le remède le plus propre à combattre cette cruelle maladie, consiste, 1°. à procurer par la suppuration une évacuation de matière de chaque côté du Rachis à l'endroit courbé. 2°. A entretenir cette évacuation jusqu'à ce que le malade ait parfaitement recouvré l'usage de ses jambes. Pour remplir ce double but, on peut employer divers moyens, les sétons, les cautères par incision ou par caustique, les *moxas*, etc. Pott préfère les premiers et les fait assez grands pour qu'ils puissent loger une grosse fève de haricot, ayant soin de les saupoudrer de temps en temps avec des cantharides. On ne doit les laisser fermer que quelque temps après que le malade a récupéré l'usage de ses jambes.

Pott nous apprend que le hasard seul l'a conduit à mettre en usage cette méthode curative, « un jeune homme de quatorze ans, dit-« il (1), avec la famille duquel j'étois lié d'une « étroite amitié, recouvra la faculté de se ser-

(1) Pott, *l c.*, p. 80.

« vir de ses membres immédiatement après un « abcès accidentel en apparence, survenu aux « lombes malades ». Ce fait seul servit à ce célèbre praticien pour lui faire enfanter une chose si utile à l'humanité. Il imita la nature dans ses efforts conservateurs.

On peut, au lieu des exutoires dont je viens de parler, employer le cautère actuel et le moxa tant vanté par Pouteau. Dans les premiers temps de la maladie l'application du feu, seroit conforme au précepte donné par Hippocrate, qui dit que les douleurs opiniatrement fixées sur une partie, lorsqu'elles ont résisté à tous les autres secours de l'art, exigent la cautérisation (1). Dans l'affection que ce Prince des médecins désigne sous le nom de *tabes dorsalis*, il recommande aussi l'application du cautère actuel sur chaque côté des vertèbres; le procédé que je viens de décrire est donc d'accord en tout avec sa doctrine.

Il ne faut certainement pas qu'une pareille marche donne à personne une idée de cruauté de la part du chirurgien qui la suit. Il y a, dit

(1) *Si alicubi congregatus fuerit dolor, urito; immò ubicumque alius dolor, præter splenis, incubuerit, urito : sic enim sanus fiet.*

Hipp., *lib. de int. affect.*, §. 19.

Louis (1), de l'inhumanité à ne pas faire usage des secours de l'art, à l'avantage de ceux qui les implorent, et l'on pourroit être cruel par pitié. D'ailleurs nous pouvons dire avec Cicéron, (2) *ad urendum et secandum medici rarò invitique veniunt, nec unquàm nisi necessariò, si nulla alia reperiatur medicina.* Il ne faudroit pas avoir feuilleté beaucoup les auteurs pour trouver des exemples de l'efficacité de l'adustion et du moxa dans de pareilles circonstances, s'il étoit besoin de preuves. Un individu étant atteint d'une paralysie complète des extrémités inférieures par l'état gibbeux de la colonne vertébrale, le docteur Geniès fit appliquer avec un plein succès un cylindre de linge enflammé à l'endroit même des vertèbres affectées (3). Même ici ce qu'on ne sauroit trop recommander, quoique tant d'auteurs en aient fait mention, c'est la promptitude avec laquelle il convient d'user de ce remède dès le début de ces affections. Que de malades meurent parce qu'on a trop différé!

---

(1) *Prix de l'Acad. de Chir*, tom. 3, p. 423.

(2) *De officiis*, *lib.* 1.

(3) Alibert, *Élém. de Thérap.*, 1808, t. 2, p. 425.

Non suppuratio, sed stimulus prodest, a dit Stoll, et cela en vertu de l'adage d'Hippocrate, Δύο πόνων ἅμα γινομένων μὴ κατὰ τὸν αὐτὸν τόπον, ὁ σφοδρότερος ἀμαυρεῖ τὸν ἕτερον (1). C'est là le cas de nos cautères. N'imitons donc pas ces praticiens qui, aveuglés par une fausse théorie, ne cessent d'attribuer les guérisons qu'ils obtiennent à l'évacuation provoquée par l'application des topiques épispastiques. Mais aussi ne tombons pas dans un excès contraire; reconnoissons que l'évacuation de la sérosité, qui s'écoule par cette issue, est d'une utilité incontestable, quelqu'éloignés que nous soyons d'ailleurs d'adopter les rêves futiles de la matière morbifique des humoristes (2).

Nous en devons dire autant du séton, et Pott nous a conservé un exemple de son efficacité; une observation de Degland, chirurgien à Lille (3), en est aussi une seconde preuve.

Cependant je crois qu'il convient de donner absolument la préférence à la potasse caustique, même sur l'instrument tranchant; celui-ci donne pour les cautères de plaies qui ont trop

---

(1) Ἱπποκράτης. Ἀφορισ. Τμῆμα δεύτερον, μϛ.

(2) Alibert, *Elém. de Thérap.*, t. 2, p. 421, 1808.

(3) V. *Suprà*, pag. 89.

de tendance à se cicatriser, si le corps étranger qu'on y place vient à s'en échapper accidentellement.

C'est sur les côtés et au niveau même de la tumeur que l'on doit établir les fonticules, dont on peut porter le nombre jusqu'à quatre ou six, et qu'il faut panser tous les jours.

Si ce traitement doit être suivi de succès, les malades éprouvent, au bout de plusieurs jours, un mieux très-sensible; la vessie et le rectum redeviennent soumis à l'empire de la volonté; les membres reprennent peu-à-peu leur action (1); mais l'épine reste courbée comme je l'ai déjà dit.

Lorsque cette maladie commence, M. le professeur Dubois propose un repos absolu dans le lit, un régime tonique et des frictions sur le Rachis avec un liniment volatil camphré; il fait aussi appliquer des vésicatoires volans, suivant l'urgence du mal. Personne ne cherchera, je crois, à nier l'utilité du repos en pareille occasion; David (2) cite plusieurs exemples de son succès, dans des cas même désespérés.

---

(1) Ducasse. *l. c.*, p. 23.

(2) *Mém. sur le repos et le mouvement dans les maladies chirurgicales.*

Mais si l'on a le bonheur d'être appelé dans le début, il faut surtout faire attention à la cause de la maladie, afin d'en prévenir le développement, s'il est possible; il est aisé de sentir que ces moyens doivent beaucoup varier. Si on reconnoît l'existence d'un rhumatisme aigu, avec fièvre, on recourra aux saignées, à la diète, au repos absolu, à l'application des vésicatoires, des ventouses scarifiées sur le lieu affecté. On employera le mercure contre celui qui est chronique et vénérien; enfin les secours de l'hygiène, les vésicatoires, les cautères, seront mis en usage contre les maladies cutanées, répercutées et contre les scrophules qui attaquent l'épine et la rendent difforme (1).

(1) *V.* Lassus, *l. c.*, tom. 1, p. 170.

ARTICLE CINQUIÈME.

Des Exostôses du Rachis.

§. 1er.

OBSERVATIONS PARTICULIERES.

1°. *Exostoses vertébrales sans cause bien déterminée* (1)

Spina dorsi in quâ ultimæ quinque vertebræ dorsi plenario concretæ et succo osseo, effuso quasi et luxuriante junctæ ostenduntur, ubi simul ossa innominata cum osse sacro, simili osseâ effusione accedente, coalita, exstat. Cunctæ deindè totius corporis ossa diversis et copiosioribusspinosis eminentiis exasperantur, caussa tamen et origo mali aliquantulùm obscurior est. An à fœdâ luis venereæ materie contaminata fuerint ?

2°. *Exostôses vertèbrales dans un vieillard* (2).

Chez un homme de cent ans, Poupart a

---

(1) Loë-ecke, *Obs. méd.*, *chir*, *anat.*, *rar.*, p. 33, *in-4°.* Beroli. 1754.

(2) Poupart, *Hist. de l'Acad. des Sciences*, *pour* 1699, p. 50.

trouvé les neuf vertèbres inférieures du dos ankylosées, avec des exostôses en forme d'apophyses transverses antérieures. Une substance osseuse, blanche, sembloit, comme un métal fondu, avoir coulé entre les diverses apophyses, pour les unir entr'elles.

§. II.

Des Exostôses vertèbrales en général.

Il en est des Exostôses vertébrales comme de l'Ankylôse. C'est une affection qui arrive spontanément dans le dernier âge de la vie. Il est rare de disséquer des cadavres de vieillards sans trouver les corps des vertèbres, surtout dans la région lombaire, considérablement élargis, et portant des végétations osseuses frangées, ou de petites tumeurs de même nature, mais d'une forme lisse et arrondie. Aussi a t-on si souvent occasion d'observer de semblables cas, que je crois inutile d'en citer ici un plus grand nombre d'exemples ; chacun là-dessus est à même de satisfaire sa curiosité.

Les Exostôses des vertèbres, outre la cause que je viens d'énoncer, reconnoissent très-fréquemment pour principe le virus syphilitique. Rien de plus ordinaire que de les voir naître sous son influence, et disparoître par l'effet du mercure. La goutte peut aussi en produire, de même que les scrophules chez les enfans. Dans ce dernier cas, les exostôses sont presque toujours accompagnées de carie. On en a vu venir aussi à la suite de coups, de chûtes, etc.

Les Exostôses du Rachis peuvent se trouver ou sur les lames et les apophyses transverses et épineuses des vertèbres, ou sur leur corps. Il est presque toujours impossible de s'assurer de leur existence pendant la vie. On peut les confondre avec toute autre altération quelconque de la colonne épinière.

Chez les sujets scrophuleux, cette maladie a le plus grand rapport avec une sorte d'ostéosarcôme, qui attaque les extrémités spongieuses des os longs, et que Marc-Aurèle Sévérin a nommé *Pædarthrocace*. C'est absolument le même caractère; gonflement et ramollissement du tissu osseux, qui est abreuvé de sucs âcres et corrosifs; végétations de phosphate de chaux par endroits; ailleurs vertèbres remplacées par des chairs fungueuses; douleurs vives; abcès dans le voisinage, etc.

Quelquefois les Exostôses rétrécissent le canal vertébral. Portal (1) l'a trouvé réduit de moitié au niveau des deux premières vertèbres lombaires et des deux dernières dorsales, sur le cadavre d'un vénérien. Un rachitique dont les membres abdominaux avoient été long-temps paralysés, lui a offert le même phénomène.

Le diagnostic, le pronostic et la thérapeutique de ces maladies sont également obscurs. Je ne m'occuperai donc d'aucun de ces points, et je passe au *Spina-bifida.*

---

(1) *Anat. méd.*, tom. 1, p. 299.

ARTICLE SIXIÈME.

De l'Hydrorachitis.

§. Ier.

OBSERVATIONS PARTICULIÈRES.

1°. *Hydrorachitis très-volumineuse* (1).

Une femme accoucha, au terme de neuf mois, d'un fœtus qui étoit mort. Il avoit à la partie inférieure des lombes une tumeur ronde contenant un peu plus d'une pinte de sérosité; elle étoit si volumineuse qu'elle recouvroit les cuisses et les fesses de l'enfant. C'étoit une espèce de kiste ou de membrane épaisse. Le sacrum et le coccix n'existoient point, ils étoient remplacés par cinq ou six vésicules aqueuses, de la grosseur d'une aveline.

2°. *Spina-Bifida dû à une tumeur solide* (2).

Puella trium dierum connatum in lumbis gestabat tumorem, pugni magnitudinem adæquantem, in medio carnosum, aliàs pellucidum

(1) *Acta Helvetica*, tom. 7, p. 10[illegible].

(2) Muys, *Praxis med. chir. rat.*, *dec. XI*, *obs.* 9.

instar vesicæ aquam limpidam continentis...... Tumor hic, cui emplastrum astringens imponebatur, in dies crescebat, ac carnosus evadebat etiam illic loci, ubi anteà pellucebat. Postquàm per trimestre spatium miseram vitam traxisset hæc ægrotula, motibus epilepticis correpta tandem naturæ debitum persolvit.

Tumor post apertionem totus carnosus intùs inventus fuit ac ne hilum quidem aquæ continens. Spina autem dorsi subjecta in medio adeò divisa apparebat, ut fissuræ ovum columbinum potuisset imponi.

3°. *Spina-Bifida qui a duré jusqu'à l'âge de vingt ans* (1).

Une femme mit au monde deux enfans affectés d'hydrorachitis à l'union des lombes avec le sacrum; la tumeur étoit molle et grosse comme une châtaigne; un de ces enfans mourut tout-à-coup de convulsions, l'autre se développa arsez bien; cependant la tête et les extrémités supérieures se développèrent plus que les extrémités inférieures. Peu-à-peu la tumeur augmenta, devint transparente et plus volumineuse. Lorsque l'enfant eut atteint l'âge de

(1) Camper, *Mém. de la Soc. R. de Méd.*, 1785.

dix à douze ans, elle étoit grosse comme une bouteille ordinaire et translucide. On y fit la ponction, et on la vuida entièrement; mais en peu de jours elle reprit le même volume. L'enfant fut fort affoibli par l'évacuation de cette sérosité. Depuis ce temps, le volume de la tumeur s'accrut. Quoique foible, le sujet parvint à l'âge de vingt ans. La tumeur étoit alors grosse comme la tête, et menaçoit de se rompre, lorsqu'il fut affecté d'une autre maladie qui l'obligea à rester au lit. Le frottement que la tumeur avoit éprouvé pendant ce temps, avoit déterminé l'inflammation et la gangrène de sa surface. Ce jeune homme paroissoit dans le plus grand danger, quand tout-à-coup l'humeur fut résorbée; alors les membranes, formant l'enveloppe de la tumeur, s'affaissèrent, et il se forma une cicatrice ferme, mais difforme. Le sujet de cette observation étoit âgé de vingt-huit ans dans l'année 1778, et conservoit le même état de foiblesse.

4°. *Hydrorachitis compliquée d'Hydrocéphale* (1).

Le 24 février 1688, un enfant vint au monde, ayant le pied droit paralysé, et portant une

(1) Brunner, *Miscel. curios. nat.*, dec. 3, *ann.* 1.

tache livide, longue de cinq pouces, large de trois, située dans la région lombaire, et qui ne tarda pas à augmenter et à s'élever, de manière à former une tumeur transparente, à laquelle on fit une ouverture qui se réunit dès que la sérosité fut écoulée. La mère la r'ouvrit à six reprises différentes, et, à chaque fois, il s'en écoula à-peu-près trois onces de sérosité limpide ; l'ulcère se cicatrisa. Alors l'enfant fut attaqué d'hydrocéphale; il commença à s'affoiblir, à se plaindre, à éprouver, pendant la déglutition, quelques mouvemens convulsifs dans l'arrière-bouche; les paupières et les yeux furent affectés de paralysie ; le malade sembloit ne plus entendre, et étoit continuellement plongé dans un état de stupeur : il mourut le quinzième jour de mai. A l'ouverture du corps, on vit que la tête contenoit environ huit pintes d'eau, et qu'il y en avoit dans le canal vertébral. Un stylet, introduit dans son milieu, pénétra jusqu'auprès de la cicatrice qu'on avoit vue à l'épine du dos; les vertèbres bâilloient d'un pouce à cet endroit.

5°. *Hydrorachitis opérée, suivie de la mort* (1).

Un enfant vint au monde, ayant une tache ou plaque dure, et de consistance tendineuse, au-dessus du sacrum : elle devint à la fin une tumeur assez considérable, qu'on extirpa; elle renfermoit plus d'une livre d'eau à l'extrémité inférieure de la moëlle vertébrale. L'enfant étoit paralysé des membres inférieurs, de la vessie et du rectum; après l'opération, la tête diminua considérablement de volume, mais la mort survint le lendemain.

§ II.

De l'Hydrorachitis en général.

On donne le nom d'Hydrorachitis à une tumeur formée par les enveloppes de la moëlle épinière distendues, et faisant hernie à travers les vertèbres écartées. Cette tumeur semble se former par le mécanisme suivant; « la sérosité, « obéissant à sa pesanteur, descend dans le « tuyau que les membranes du cerveau four- « nissent à la moëlle de l'épine, et ne s'arrête « qu'à l'extrémité de ce conduit, terminé à la « hauteur de la seconde vertèbre lombaire. « Là, ce liquide accumulé dilate les enve-

(1) *Idem, ibid.*

« loppes de la moëlle, agit sur le canal osseux « lui-même, et comme son ossification n'est « point achevée, et que les lames des ver- « tèbres sont simplement unies par un carti- « lage à l'endroit d'où l'apophyse épineuse « doit s'élever, l'effort qu'exerce le liquide, « écarte ces lames qui forment la partie pos- « térieure du canal, les sépare et fend ainsi « la vertèbre; d'où est venu à la maladie le « nom de *Spina-Bifida*, sous lequel tant d'au- « teurs l'ont désignée. Assurément cette sépa- « ration des lames vertébrales seroit impos- « sible, si les os avoient la dureté qu'ils con- « tractent par la suite (1) ».

En général, on connoît peu les causes de cette affection. Elles paroissent se rapporter à celles des autres hydropisies quelconques. C'est une maladie des premiers temps de la vie. L'embryon y est exposé dans le sein de sa mère ; elle est commune chez les fœtus ; moins fréquente sur les enfans, et elle devient, par la suite, d'autant plus rare, que l'on avance davantage en âge, en sorte qu'on ne l'observe presque jamais chez les adultes, et chez les vieillards. J. M. Hoffmann cependant (2),

(1) Richerand, *Nosogr. chir.*, tom. II, p. 282.

(2) *Miscell. nat. curios.*, *déc.* 2, *ann.* 5, *obs.* 208.

parle d'un enfant, qui vint au monde très-sain, et auquel il survint, peu de jours après, une Hydrorachitis. Richard (1) fait mention d'une petite fille, qui en fut attaquée deux jours après sa naissance. Lancisi dit qu'il en survint une au coccix d'un enfant de cinq ans. Enfin, Apinus, Professeur d'anatomie et de physiologie à Altdorff, a vu se former un *Spina-Bifida*, entre les épaules d'une fille de vingt ans, épuisée et très-foible; il rapporte aussi, qu'une femme de cinquante ans, ayant fait un effort pour soulever un fardeau, fut atteinte au coccix d'un *Spina-Bifida*, gros comme le poing.

C'est à Tulpius (2) qu'on doit la première description exacte de l'Hydrorachitis; mais Ruysch (3), qui avoit souvent eu occasion d'en observer, l'a de beaucoup surpassé sous ce rapport. Parmi les auteurs qui en ont traité ensuite, il en est qui l'ont toujours regardée comme une maladie primitive de l'épine, tandis que d'autres croient qu'elle ne peut exister que consécutivement à l'Hydro-

(1) *Journ. de Méd.*, *tom.* 29.
(2) *Observ. med.*, *lib.* 3, *obs.* 29.
(3) *Obs. anat. chir.*, 1691.

céphale, dont elle seroit alors constamment une dépendance. Sauvages partage cette dernière opinion, tandis que Morgagni et Swaggerman (1) semblent prendre un parti moyen, en quoi ils sont suivis par Rosen (2), ce qui est, je crois, la véritable marche. *In medio stat virtus.*

L'Hydrorachitis, que Linnæus nomme encore *Spinola*, se manifeste par une tumeur ordinairement ronde, molle, circonscrite, transparente ou opaque, d'une couleur plus ou moins brunâtre, légèrement compressible, prenant naissance de l'intérieur du canal vertèbral, aux lombes et au dos, moins souvent au sacrum et au coccix; rarement à la nuque. Quelquefois aussi, elle ne présente qu'une simple tache ou plaque dure, de consistance tendineuse, située sur quelqu'un des points du Rachis, et s'élevant peu-à-peu, de manière à former une tumeur (3), quelquefois encore, la maladie se manifeste dans deux endroits distincts, comme Camper en a vu des exemples.

Le volume du *Spina-Bifida*, varie depuis

---

(1) *Journ. de Méd. de Leipsick*, 2e. *supplém.*

(2) *Traité des Maladies des Enfans.*

(3) Baraillon, *Mém. de la Soc. R. de Méd.*, 1785.

celui d'une cerise, jusqu'à celui de la tête. Dans certains cas, la tumeur est portée par un pédicule. Quelquefois, en pressant les tégumens qui la recouvrent, on sent que les vertèbres sont divisées dans une étendue plus ou moins grande; mais rarement elles le sont dans toute l'étendue du Rachis (1). Cependant Bidloo a vu et dessiné une hydropisie semblable, qui étoit générale dans toute l'étendue de l'épine. Valsalva rapporte aussi un exemple de cette sorte.

Les enfans affectés de cette maladie ont, le plus souvent, en venant au monde, les membres abdominaux paralysés, ou bien ils tombent dans cet état peu de jours après leur naissance. Quelquefois les pieds sont contournés, les jambes et les cuisses couvertes de phlictaines, de taches gangréneuses, etc. D'autres sont vivaces et paroissent bien portants (2): le degré de lésion que souffre la moëlle épinière, les progrès de la maladie, produisent ces différences.

La tumeur croît peu-à-peu, lentement, insensiblement : la peau, qui la recouvre, se

(1) Swaggermann, *l. c.*

(2) Lassus, *Path. chir.*, tom. 1, p. 261.

distend, s'amincit, finit, enfin, par se rompre; alors, il s'en écoule une plus ou moins grande quantité de sérosité; ordinairement limpide. En général, les malades succombent sur-le-champ, ou peu de jours après cette évacuation. Si néanmoins l'ouverture est fort étroite, la sérosité peut s'accumuler de nouveau; elle est quelquefois résorbée un peu avant la mort.

Si, plusieurs semaines après la naissance, la tumeur est transparente, si les vertèbres ne sont pas entr'ouvertes dans une trop grande étendue, et s'il n'y a point de paralysie, soit qu'elle se rompe ou qu'on l'ouvre, l'humeur peut cesser de s'y accumuler. Alors elle s'affaisse, les bords de la division se cicatrisent et se consolident, et le malade guérit, quoiqu'il conserve toujours une constitution délicate. Bonn (1) cite l'exemple d'un enfant qui vécut jusqu'à dix ans, avec un *Spina-Bifida*. La tumeur étoit du volume d'une balle de paume, et renfermoit dix onces de sérosité très-limpide. Les apophyses épineuses des vertèbres lombaires, et celles du sacrum formoient, par leur écartement, une cavité ovale en manière de fosse. Cet enfant qui sembloit d'ail-

(1) *Thes. ossium morb.*, p. 13.

leurs sain, vivace et bien portant, mourut subitement, sans éprouver d'autres symptômes de maladie, qu'une légère tension du bas-ventre; il avoit fait une chute quelque temps avant sa mort.

L'examen cadavérique, démontre que la tumeur est formée par les enveloppes du prolongement rachidien de l'encéphale. La moëlle elle-même, semble, dans quelques cas, fixée à la paroi interne du sac; dans d'autres cas, elle manque tout-à-fait. Le Rachis est toujours divisé dans une étendue plus ou moins grande; cette division consiste rarement en un simple trou; quelquefois les apophyses épineuses ou transverses manquent; en général, le corps des vertèbres reste dans son intégrité; il peut néanmoins, avoir été détruit en partie.

Le *Spina-Bifida*, est une de ces maladies que l'on a regardées comme essentiellement mortelles. On ne trouve que fort peu d'exemples de guérison bien coustatés. Aussi, n'a-t-on généralement conseillé qu'un traitement palliatif. Cependant Bell, en supposant la maladie locale, demande si une ligature, faite sur le pédicule de la tumeur, ne pourroit pas être de quelqu'utilité? Rosen pense, qu'il est possible d'y remédier, lorsqu'elle n'est pas encore arrivée à un certain degré, et qu'elle se trouve près de l'extrémité du Rachis ; il propose, comme moyen curatif, la compression, que Camper juge ne devoir être employée que pour soutenir la tumeur, et quand l'enfant est parvenu à l'âge de trois ans. Une ponction faite à cette tumeur, produit constamment une mort prompte, dit Lassus (1), il conseille seulement, de ne pas la manier trop souvent, et de ne la recouvrir d'aucun topique, afin de s'opposer autant qu'il est possible, à sa crevasse.

(1) Lassus, *l. c.*, p. 263.

FIN.

www.ingramcontent.com/pod-product-compliance
Lightning Source LLC
LaVergne TN
LVHW020020170826
845678LV00001B/61